100년 혈관을 만드는 법

고혈압, 뇌졸중, 심근경색을 물리친다!

100년 혈관을 만드는 법

의학박사 이케타니 도시로 지음
윤경희 옮김

KOUKETSUATSU、NOSOTCHU、SHINKINKOUSOKU WO YOSETSUKENAI!
「100NEN KEKKAN」NO TSUKURIKATA
by Toshiro Iketani
Copyright © Toshiro Iketani
All rights reserved.
Originally published in Japan by SEISHUN PUBLISHING CO., LTD., Tokyo.
Korean translation rights arranged with
SEISHUN PUBLISHING CO., LTD., Japan.
Through Lanka Creative Partners co., Ltd.(Japan)and EntersKorea Co., Ltd.(Korea)

이 책의 한국어판 저작권은 (주)엔터스코리아를 통해 저작권자와 독점 계약한 지상사에 있습니다.
저작권법에 의하여 한국 내에서 보호를 받는 저작물이므로 무단전재와 무단복제를 금합니다.

들어가며

건강하게 오래 살기 위해 '100년 혈관'으로 만들어보자

여러분은 '인생 100세 시대'라는 말을 들으면 어떤 생각이 드시나요?

"나도 100살까지 건강하게 오래 살고 싶어!"
"거참, 큰일이네… 오래 살수록 걱정되는 부분도 점점 많아질 텐데…"

한 조사에서 '당신은 100세까지 살고 싶은가요?'라는 질문에 '네'라고 답한 사람의 비율은 30%를 밑돌았는데, 이는 다른 나라와 비교해서 낮은 수치라 합니다. 이유는 그렇게 살면 힘들고 버거울 것 같다, 걱정되고 불안한 날이 늘어날 것 같다는 것이었다고요.

그런데 이 책을 선택한 여러분은 더 긍정적이고 건강하게 100세까지 장수하고 싶은 분들이 많지 않을까 싶습니다.

건강한 100세를 목표로 하는 분들에게도, 100세까지 살기에는 몸이 좀 불안한 분들에게도, 저자로서 권하고 싶은 것이 있습니다. 바로 100년은 거뜬할 수 있도록 혈관을 케어하자는 것입니다.

다시 말해, '100년 혈관'을 만드는 것이죠.

혈관을 젊게 유지할 수 있으면, 누구나 건강한 100세라는 희망에 가까이 다가갈 수 있으며, 오래 살면 살수록 생길 수밖에 없는 건강에 대한 불안도 해소될 것입니다.

왜냐면 혈관 건강이 전신 건강과 직결되기 때문입니다.

✓ 심장에 영양분을 갖다 주는 것도 혈관이다

안녕하십니까. 이케타니병원 원장 이케타니 도시로(池谷敏郎)입니다.

미디어에서는 '혈관 선생'이라는 별명으로 불리곤 하는데, 저의 전문 분야는 내과와 순환기내과입니다. 순환기내과에서 주로 다루는 것이 심장과 혈관이지요.

심장이 매우 중요한 장기(臟器)라는 건 여러분 모두 잘 알고 계시지요. 심장이 멈추면 살 수 없으니 말입니다.

그런데 이렇게 중요한 심장도 혈관 덕분에 유지되고 있습니다.

심장은 수축과 이완을 반복하며 온몸 구석구석에 뻗어 있는 혈관으로 혈액을 공급하는 '혈액 펌프'입니다. 이 혈액에 들어 있는 산소와 영양분이 몸속 장기와 세포에 충분히 흡수되어야 우리 몸이 건강할 수 있습니다. 따라서 혈관 건강이 전신 건강과 직결된다고 말한 것이죠.

이는 심장도 마찬가지입니다. 심장도 자신이 내보낸 혈액을 관상동맥이라는 혈관을 통해 다시 자신에게 보내서 생존에 필요한 산소와 영양분을 흡수합니다. 다시 말해, 혈액을 내보내는 역할을 맡은 심장도 다른 장기와 똑같이 혈관을 통해 자신의 지속성을 유지합니다.

==심장과 혈관들은 상부상조의 관계==입니다. 아무리 심장이 열심히 펌프질을 해서 혈액을 내보내도 그 통로인 혈관이 막혀 있으면, 필요한 장소로 필요한 산소와 영양분을 보낼 수 없습니다. 비유하자면, 공장에서 물건을 열심히 만들어도 유통망이 변변치 않으면, 전국의 소비자에게 상품이 전달되지 않는 것과 같아요. 그런데 혈관이 운반하고 있는 것은 생명을 유지하는 데 반드시 있어야 하는

필수품입니다. 생활필수품이 아닌 '생명 필수품'입니다!

온몸에 빠짐없이 분포되어 있는 혈관(그 전체 길이는 자그마치 10만km!)에 문제가 발생해 혈류가 정체되면 그 뒤로 연결되어 있는 장기는 당연히 제힘을 발휘할 수 없습니다. 마찬가지로 심장 혈관에서 문제가 일어나면 심장이 제대로 기능할 수 없게 됩니다.

✅ '나쁜혈압'이 심장의 수명을 단축시킨다

한편, 혈류가 정체되지는 않더라도 혈관이 탄력을 잃으면 심장은 과도하게 일을 할 수밖에 없습니다. 심장 입장에서 가장 이상적인 혈관은 심장이 전신으로 보내는 혈액을 스스로 탄력 있게 늘어나 가뿐하게 받아주는 혈관입니다.

반대로, 혈관 자체가 노화해 딱딱해졌거나 스트레스 등으로 교감신경이 지속적으로 활성화되면 혈관이 한껏 수축한 상태가 유지되는데, 이럴 때 심장이 혈액을 내보내면 '혈관에서 튕겨 나오는 압력'이 커집니다. 뭐랄까, 되받아친다고 할까요? 그렇기 때문에 심장은 평소보다 더 힘을 줘서 열심히 펌프질할 수밖에 없게 됩니다.

이해를 돕기 위해 예를 좀 들어볼까요?

사람들이 지하철에 타려고 승강장에 서 있는 상황입니다. 텅텅 비어 있는 지하철(=탄력 있는 혈관)이라면 사람들은 별다른 문제 없이 편안하게 승차합니다. 역무원은 승객이 안전하게 승하차를 하고 열차가 시간에 맞춰 출발할 수 있는지 지켜보기만 해도 됩니다.

그런데 사람들이 가득 찬 만원 지하철(=딱딱해진 혈관)의 경우는 아까와 사뭇 달라집니다. 이미 상당히 타고 있어서 공간이 좁은데도 다시 많은 사람이 승차해야 합니다. 지하철 문이 열리고, 타려는 사람들과 이미 지하철 안에 있던 사람들 사이에는 서로 반대 방향으로 작용하는 힘이 발생합니다. 타려는 사람 입장에서 보면, 안에서부터 자신을 밀어내는 힘을 받는 것이죠. 이런 상황인데도 역무원은 승객이 지하철 안으로 들어가도록 문밖에서 있는 힘껏 밀어댑니다. 더 태우려고요.

네, 맞습니다. 지하철이 혈관, 사람들이 혈류, 역무원이 심장입니다. 딱딱해진 혈관, 즉 만원 지하철의 역무원(심장)은 사람들(혈류)을 어떻게 해서든 지하철(혈관)에 더

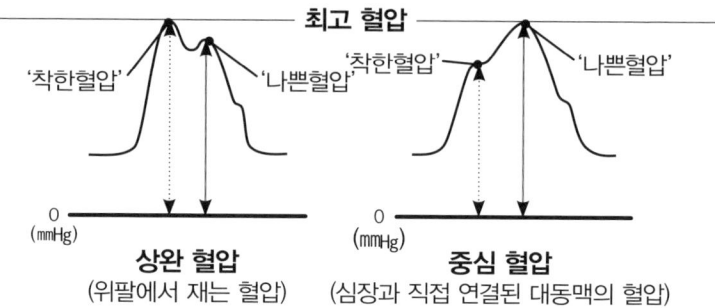

'착한혈압'은 내보내는 압력이고, '나쁜혈압'은 튕겨 되돌아오는 압력입니다.
'나쁜혈압'이 높으면 그만큼 심장에 부담을 줘서 심부전의 원인이 됩니다.

태우기 위해 내부로부터의 저항에 지지 않으려고 더 강하게 밀어붙일 필요가 생깁니다.

 심장의 출구에 해당하는 대동맥에 센서를 대고 그 압력을 측정하면, 심장이 수축해 혈류를 '휙' 내보낼 때 혈압이 올라가는 것을 알 수 있습니다. 이것을 수축기 혈압이라 하며 반드시 있어야 하는 압력이므로 '착한혈압'입니다.
 그런데 말입니다. '휙' 내보내진 혈액으로 한 번 혈압이 오른 '착한혈압' 뒤에 다시 한번 혈압이 튀어 오르는 사람이 있습니다. 전신의 혈관, 특히 탄력성이 떨어진 혈관에서 튕겨 되돌아오는 반대 동압(動壓)인데, 비유하자면 만원 지하철 상태의 혈관일 때 내부에서 바깥으로 향하는 반발력이며 이게 바로 '나쁜혈압'입니다.

우리가 보통 위팔에서 측정하는 혈압을 '상완 혈압(위팔 혈압)'이라 부릅니다. 상완 혈압에서는 '착한혈압'이 주된 의미가 있고 '나쁜혈압'은 보다 낮기 때문에 혈압의 최곳값은 '착한혈압'의 값입니다. 그런데 상완 혈압으로는 혈관의 상태가 어떤지 알 수 없다는 한계가 있습니다.

한편, 심장과 직접 연결된 대동맥으로 측정하는 혈압을 '중심 혈압'이라 합니다. 중심 혈압은 혈관의 상태를 잘 반영합니다. 따라서 혈관의 상태가 좋지 않으면 '나쁜혈압'이 높게 잡히기 때문에 혈압의 최곳값도 '나쁜혈압'이 가리키는 숫자가 됩니다.

일반적으로 사람들은 혈압을 말할 때 '높다·낮다'로 표현하는데, 혈압에는 '착한혈압'과 '나쁜혈압'이라는 2개의 종류가 있는 것입니다.

탄력 있게 탱탱하고 유연하게 확장되는 혈관이라면 '나쁜혈압'은 그리 높지 않습니다.

하지만 긴장도가 높은 혈관이나 동맥경화로 인해 나타나는 높은 수치의 '나쁜혈압'은 고스란히 중심 혈압 상승으로 이어지고 나아가 심장에 지속적으로 불필요한 부담을 가합니다. 이는 심부전의 원인이 되며 심장의 수명을 단축시킵니다.

혈관의 상태가 심장 건강을 얼마나 좌우하는지 이해가 좀 되셨을까요?

✅ 나이가 몇 살이 되어도 혈관은 젊어질 수 있다!

이 책에서는 혈관 나이를 되돌려서 온몸을 젊게 유지하는 방법에 관해 말씀드리려 합니다.

1장, 2장에서는 '100세까지 건강하게 오래 살기!'를 가차 없이 가로막는 돌연사와 요양 돌봄이 반드시 필요한 노인 장기 요양 상태를 어떻게 혈관 케어만으로 예방할 수 있는지 설명하고 3장, 4장, 5장에서는 100년 젊음을 유지하는 구체적인 혈관 관리 방법을 소개합니다.

이 책을 선택한 여러분이 만일 30대, 40대 정도 되는 젊은 사람이라면 일찍부터 건강의 소중함을 인식하고 있는 만큼 정말 잘했다고 칭찬하고 싶습니다. 어쩌면 혈압, 혈당, 콜레스테롤 등이 조금 신경 쓰이기 시작했는지도 모르겠군요.

괜찮습니다. '100년 혈관'을 목표로 두고 실천하면 이러한 생활습관병도 점차 개선될 것입니다.

또한 70대, 80대, 90대 정도 되는, 저보다 인생 선배인 분들도 계실 텐데요. 혈관은 실제 나이에 상관없이 다시 젊어질 수 있습니다. 올바른 관리를 하면 확실히 효과가 나타나는 것이 혈관입니다. 연세가 있어도 젊음을 유지하고 싶은 그 마음, 정말 멋지십니다!

마지막으로, 50대 그리고 저와 같은 60대 동년배분들은 부디 저의 혈관(자부하는데, 저의 혈관 나이는 28세입니다)에 뒤지지 않도록 하루 5분밖에 안 걸리는 혈관 관리를 지금부터 실천합시다.

여러분이 몇 살이든, 너무 이른 것도 없고 너무 늦은 것도 없습니다. 인생 100세 시대, 언제나 마음 든든한 동반자인 '100년 혈관'을 함께 만들어 나갑시다.

차례

들어가며

건강하게 오래 살기 위해 '100년 혈관'으로 만들어보자 : : 5

심장에 영양분을 갖다 주는 것도 혈관이다 : : 6

'나쁜혈압'이 심장의 수명을 단축시킨다 : : 8

나이가 몇 살이 되어도 혈관은 젊어질 수 있다! : : 12

1장
인생 100년 계획의 최대 위협인 돌연사는 '혈관'으로 막을 수 있다

원래 혈관은 100년은 거뜬한 것 : : 23

고령자 증가로 '심부전 팬데믹'이 일어난다! : : 25

심부전의 특효약은 없다!? : : 27
    '나쁜혈압'은 심부전의 시작 : : 29
의외로 많은 '갑자기 쓰러진 후 사망'(돌연사) : : 32
'돌연사'의 근원을 찾아 거슬러 올라가면 혈관에 다다른다 : : 35
30대, 40대도 '돌연사'와 무관하지 않다 : : 40
혈관사고의 위험을 243배나 높이는 5대 악(惡) : : 42
돌연사조차 선택할 수 없는 현실 : : 51
혈관사고 끝에 있는 '후유증' : : 53
    뇌에 장애가 남으면 어떻게 되나? : : 55

2장
'100년 혈관'으로
당뇨병, 치매, 암까지 막는다!

돌봄 필수, 거동 불능 상태인
'쓰러진 후 병상에서만 지내다 죽는' 인생 : : 61
    등급이 커질수록 '꽈당골골 후 사망'에 가깝다 : : 63
뼈와 혈관은 운명 공동체였다! : : 65
    '칼슘의 역설'이라는 중대한 문제 : : 67

혈관을 늙게 만드는 것은 뼈도 늙게 한다 : : 70
　　여성 호르몬은 뼈의 든든한 아군 : : 71
　　흡연은 뼈를 무르게 하고 골절 회복도 지연시킨다 : : 72
단백질 부족은 수명을 줄이고 치매를 부른다 : : 74
　　고기는 먹어야 한다? 아니면 피해야 한다? : : 77
혈관 노화는 치매에도 영향을 미친다 : : 79
　　알츠하이머와도 관련이 있는 당뇨병 : : 81
당뇨병이 아니라도 '숨겨진 고혈당'이라면 치매 예비군 : : 83
　　'숨겨진 고혈당'인지 알아보는 방법 : : 84
　　고혈당 상태는 치매의 위험을 높인다 : : 86
증상이 확실히 드러나지 않는 '숨겨진 심부전'의 공포 : : 88
만성적인 폐질환 '숨겨진 COPD'도 요주의 : : 91
　　혈관 관리는 폐에도 이롭다 : : 93
'100년 혈관' 만들기는 암 예방과도 통한다 : : 95
　　대장암의 위험을 높이는 생활 습관 : : 97
'인생 100세 시대'를 굳건히 뒷받침하는 혈관력 : : 100

3장
'100년 혈관'을 만드는 음식과 먹는 방법

'100년 혈관'을 만드는 기본은 '느슨한 당질 제한' : : 107

탄수화물은 '온(溫)보다는 냉(冷)' '흰색보다는 갈색' : : 110

수용성 식이섬유를 내 편으로 만든다 : : 115

    식사의 시작은 식이섬유부터 : : 117

혈당의 급상승을 막는 '소이퍼스트' : : 120

혈관을 젊게 만드는 오일 선택법 : : 122

    가열 조리 때 추천하는 오일 : : 125

아마씨유, 들기름에 추가해서 '생선'도 플러스 : : 127

혈관 건강을 돕는 육류를 제대로 먹는 방법 : : 130

    먹으면 좋을 육류, 피하면 좋을 육류 : : 132

맛있게 저염하는 요령 : : 135

우리 몸의 최대 위협인 '활성산소'를 억제하는 채소 파워 : : 138

    추천은 브로콜리와 양파 : : 140

오늘 저녁에 회식이 잡혀 있다면 아침, 점심 식사를 조정한다 : : 142

혈관 건강에 좋은 식사, 편의점 활용술 : : 144

    추천메뉴 ① : : 146

추천메뉴 ② : : 148

추천메뉴 ③ : : 150

추천메뉴 ④ : : 153

저녁 반주는 안주 선택이 포인트 : : 155

퇴근 후 한 잔에 추천하는 버섯 요리 : : 157

'100년 혈관' 만들기에 도움이 되는 음료 : : 160

마시면 마실수록 장수한다? : : 161

최신 연구로 알게 된 커피의 지방 연소 효과 : : 164

지방이 연소되는 몸으로 바꾸는 스위치를 켜는 방법 : : 166

혈관 건강을 고려한 간식 선택 요령 : : 169

4장
'100세 혈관'을 만드는 매일의 습관

짜증은 수명을 단축시킨다!? : : 175

스트레스의 바로미터 '심박수' : : 177

수면 시간이 짧으면 혈관 노화가 진행된다 : : 179

수면제가 요양 보호의 원인이 되는 경우도 있다 : : 183

혈관에 좋은 입욕 방법 : : **187**

　　혈관은 갑작스러운 온도 변화에 민감 : : **190**

혈관을 건강하게 정돈하는 사우나 이용법 : : **192**

　　수분 보충이 생명을 구한다 : : **195**

더위, 추위는 혈관에 치명타 : : **197**

5장
매일 5분!
혈관이 단번에 젊어지는 운동

심부전을 막는 첫걸음은 '걷는 것' : : **203**

혈관이 젊어지는 천연 치료제인 'NO'를 만드는 운동 : : **207**

내장지방을 줄이고 면역력을 끌어올려 근육을 늘린다 : : **210**

질병 예방만이 아니라 증상 개선에도 효과가 있다 : : **213**

혈관이 젊어지는 최후의 운동 '좀비체조' : : **216**

　　단 3분으로 10분 워킹한 운동 효과 : : **218**

운동, 언제 하는 게 가장 좋을까? : : **224**

부록 : : **229**

1장

인생 100년 계획의 최대 위협인 돌연사는 '혈관'으로 막을 수 있다

100년 혈관을
만드는 법

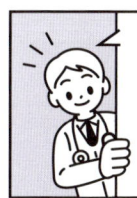
원래 혈관은 100년은 거뜬한 것

여러분은 '사람은 혈관부터 늙는다'라는 말을 꽤 여러 번 들어봤을 것이다.

나이가 들면 우리 몸을 구성하는 뼈, 장기, 근육 등 모든 것이 손에 손잡고 동시에 쇠약해지기 시작하는 게 아니라 전신에 있는 세포에 산소와 영양분을 배달하는 혈관이 노화된 다음에 그 영향이 온몸에 반영된다.

그래서 노화는 '혈관부터'라고 표현하는 것이다.

그렇다면 오늘날은 '인생 100세 시대'인데, 이렇게 중요한 혈관을 100년 동안 건강하게 유지할 수 있을까?

이에 대한 대답은 '예스'다.

원래 혈관은 오랫동안 사용할 수 있는 장기이므로 혈관을 소중히 관리하는 생활 방식을 유지한다면 가능하다.

그러니 고혈압과 당뇨병, 이상지질혈증과 같은 대사질환이나 수면 부족, 정신적 스트레스, 과식, 흡연처럼 혈관에 부담을 주는 생활 습관이 있는 사람은 결국 스스로 혈관의 수명을 단축시키고 있는 것과 같다.

한 가지 더 물어보겠다.
당신은 피부 나이에 자신이 있는가?
사실 겉으로 드러나는 피부 나이와 신체의 나이는 상관관계라서 나이에 비해 젊어 보이는 사람은 그 신체도 젊다. 이 역시 혈관이 젊기 때문이다.

혈관이 탄력 있게 탱탱하고 이완과 수축을 잘하여 충분한 산소와 영양분을 온몸 구석구석 빠짐없이 전달하면 피부 세포도 건강해진다. 그래서 피부결은 부드러워지고 탄력 또한 좋아져서 실제 나이보다 훨씬 젊어 보이는 '동안'이 되는 것이다.

반대로 말하면, 피부 나이에 자신 없는 사람은 혈관이 실제 나이보다 훨씬 노화했을 가능성이 크다는 의미다.

이는 곧 '100년 혈관'에 적신호가 켜진 상황이라 할 수 있다.

그뿐만 아니라 노화된 혈관 다음 단계에는 훨씬 무서운 질병이 기다리고 있는지도 모른다.

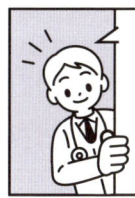

고령자 증가로 '심부전 팬데믹'이 일어난다!

얼마 전까지만 해도 팬데믹이라 하면 신종 코로나를 떠올렸다. 그런데 신종 코로나가 잠잠해진 지금, 나와 같은 순환기내과 의사 사이에서 또 다른 팬데믹에 대한 위기감을 감지하고 있다.

그것은 바로 '심부전 팬데믹'이다.

이 말에 '무슨 소리지?' 하며 의아해하는 사람이 많을 것이다.

심부전은 심장의 기능 저하로 인해 충분한 혈액을 전신으로 보내지 못하는 상태다. 물론 심부전 팬데믹이 신종 코로나처럼 감염으로 대유행할 것이라 말하는 것은 아니다. 그렇지만 가까운 미래에 심부전 환자가 큰 폭으로 증가해 입원이 필요한데도 입원을 할 수 없는 상황이 늘어나지 않을까 우려된다.

현재, 심부전 환자는 국내에서 약 120만 명이라고 한다. 그리고, 이 수치는 매년 약 1만 명씩 증가해 2030년에는 130만 명에 달하리라 예측된다.

해마다 국민병이라 불리는 암에 걸리는 사람이 연간 약 100만 명인데, 이보다 더 많은 사람이 심부전에 걸린다는 의미다.

왜 이렇게 심부전 환자가 늘어난 걸까?
가장 큰 원인이 고령화다.
<mark>심부전은 나이가 들면 들수록 걸리기 쉬운 질병인 것이다.</mark>
2025년에 제1차 베이비붐 세대 모두가 75세 이상의 후기 고령자가 되었다. 그 결과, 인구 전체의 약 18%가 후기 고령자다. 65세 이상의 고령자까지 포함하면 3,600만 명을 넘는데, 이는 약 30%를 차지한다.

고령자가 늘면 심부전 환자도 증가한다. 그리고 심부전은 재입원이 많다는 점이 특징이다. 심부전으로 입원 치료가 필요해진 사람의 30~40%가 이후 다시 재입원하고 있다고 할 정도다. 특히 고령의 심부전 환자는 입·퇴원을 반복하며 서서히 신체 상태가 나빠지는 경우가 많다.

이러한 이유로, 심부전 환자가 늘어나고 입·퇴원을 반복하는 사람도 많아지면 병원의 침상이 심부전 환자로 가득 차 버리는 게 아니냐는 우려가 커지는 것이다.

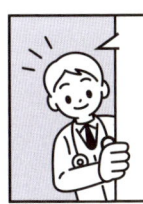
심부전의 특효약은 없다!?

일본인의 사망 원인 1위가 암이라는 것은 익히 잘 알려져 있다. (이하, 2023년 후생노동성 조사)

그런데 2위가 무엇인가 하면, 심장병이다. 그리고 심장병 중에서도 큰 비중을 차지하는 것이 심부전이다. '사망 원인 1위인 암이 훨씬 더 무서운 것이 아닌가?'라고 생각할지 모르지만, 심부전도 암 못지않게 아니, 암보다도 더 무서울 수 있다.

이렇게 말하는 데에는 두 가지 이유가 있다.

우선, 사망률이 높다. 심부전이라고 진단받은 사람의 약 절반이 5년 이내에 사망한다고 보고되고 있다. 즉 5년 생존율이 50%인 것이다.

오늘날 암의 5년 생존율은 60%를 넘는다. 물론 암의 종류에 따라 50%를 하회하는 것도 있지만, 암 전체를 놓고 보면 치료법의 발달 덕분에 5년 생존율이 점점 상승하고 있는 것이다.

그런데 왜 심부전은 5년 생존율이 50%밖에 안 된다는 충격적인 상태에 머무는 걸까? 이것이 심부전이 무서운 두 번째 이유다.

바로, 근본적인 치료법이 없기 때문이다. 즉 ==심부전을 완전히 낫게 하는 약이 없다.==

심부전이 중증으로까지 진행되면 심장이식 말고는 방법이 없는 것이다.

바로 그 때문에 심부전에는 약물 요법이 무척 중요하다. 그리고 이때의 약물 요법은 증상을 완화하는 또는 진행을 억제하는 약일 뿐 건강한 심장으로 되돌릴 수 있는 것은 아니다.

일단 심부전으로 진단받으면 원래의 건강한 심장으로 되돌리기는 어렵기 때문에, 쉽게 지치는 심장을 살살 다독이며 살아가는 수밖에 없다.

그러므로 이상적인 것은 심부전에 이르기 직전에라도 경각심을 가지고 제대로 관리해 심장 기능을 되돌리는 것이다.

✅ '나쁜혈압'은 심부전의 시작

심부전이 되는 원인은 무엇일까?

심부전은 하나의 병명이 아니라 심장의 펌프 기능이 정상적으로 작동하지 않게 된 상태를 말하며, 심부전이 되는 원인은 다양하다.

앞서 '들어가며' 부분에서 소개했던 '나쁜혈압'도 심부전을 유발한다.

'나쁜혈압'이란 비정상적인 중심 혈압을 의미한다. 심장에서 혈액을 내보내면 전신의 혈관에 압력이 가해진다. 이럴 때 팔의 동맥에 생기는 압력이 평소 우리가 재는 상완 혈압이고, 이것과는 별도로 심장에 직접 연결된 대동맥에 생기는 압력이 중심 혈압이다.

앞의 만원 지하철 비유에서, 역무원이 타려는 사람을 전동차 안으로 힘껏 밀어 넣었더니 어찌 된 일인지 안에서 튕겨 나오는 저항힘을 받는다고 했다.

좀 더 쉬운 예시로, 말랑말랑한 벽면에 공을 던지면 공은 힘을 잃고 맥없이 툭 떨어지지만 딱딱하고 단단한 벽에 공을 던지면 마치 벽이 되받아치는 듯 강한 기세로 튕겨 나와 나에게 되돌아온다.

 이와 같이 혈관이 딱딱해지면 심장을 향해 튕겨 나오는 압력('나쁜혈압')도 높아져서 중심 혈압이 커진다. 그러면 심장은 이 높은 압력에 지지 않아야 혈액을 심장 밖으로 내보낼 수 있으므로 지속적으로 엄청난 부하를 이겨내야 한다.

 심장은 '확장 기능'과 '수축 기능'의 두 가지 중요한 기능을 수행한다. 쉽게 말해 심장 내부를 확장하여 전신을 돌고 온 혈액을 받아들이고, 수축하여 전신으로 혈액을 내보낸다.

 따라서 고혈압으로 혈관 압력이 높아지면, 심장이 수축해서 혈액을 온몸으로 내보낼 때마다 큰 부담이 발생하고 따라서 장기적으로 심장의 수축 기능에 악영향을 미친다는 점은 쉽게 상상할 수 있을 것이다.

 그런데 최근의 한 연구에서 추가적인 사실이 밝혀졌다. 고령자 심부전의 절반이 심장의 수축 기능은 유지되는데도 좌심실 경직으로 제대로 확장되지 못해 발생하는 '확장 기능 부전'도 있다고 말이다.

 따라서 '나쁜혈압' 증가로 인한 중심 혈압 상승은 수축 기능 부전뿐 아니라 확장 기능 부전의 한 원인으로도 주목받고 있다.

또 심장에 혈액을 공급하는 관상동맥이 좁아지는 '협심증'과 꽉 막혀버리는 '심근경색'도 심부전을 일으킬 수 있다. 협심증과 심근경색은 그야말로 혈관의 노화가 일으키는 질병이다.

게다가 '이소성(異所性) 지방(脂肪)'이라 해서, 지방 세포에 모두 수납되지 못한 지방이 원래라면 쌓이지 않아야 할 심장 주변과 심근세포 속에 쌓여 관상동맥의 노화를 촉진하거나 심장 기능을 떨어뜨려 결과적으로 심부전을 일으키기도 한다.

이처럼 심부전으로 진행되는 기저에는 심장의 근육이 두꺼워지거나 얇아지는 심근증, 심장에 염증이 생기는 심근염 같은 심장 자체에 생긴 질병 이외에도 혈관의 노화인 동맥경화도 깊이 관여하고 있는 것이다.

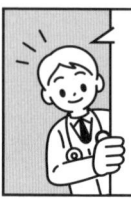

의외로 많은 '갑자기 쓰러진 후 사망'(돌연사)

일본에서는 연간 10만 명이나 되는 사람이 돌연사로 사망하고 있다.

여기서 말하는 돌연사란 사고사나 자살을 제외한 것으로, 어떠한 질병 때문에 증상 발현 후 24시간 이내에 생명을 잃는 것을 말한다.

이렇게 갑작스럽게 사망하는 일이 자주 있지는 않겠지 하겠지만 사실, 매년 10만 명이 넘는 사람이 이렇게 갑자기 사망한다.

10만 명이라는 숫자가 많은지 적은지 감이 잘 안 올 것 같아서 좀 더 설명을 하자면, 현재 일본에서 1년 동안 이런저런 이유로 사망하는 사람의 수가 약 157만 명이다. 그럼 단순 계산만 해도 15명당 1명 정도가 돌연사한다는 의미다. 이걸 좀 더 좁혀서 일일 단위로 바꿔보면, 하루 300명 정도가 일본의 어딘가에서 갑자기 죽음을 맞이하고 있다.

돌연사이므로 바로 전날까지, 아니 바로 몇 시간 전까지는 활기차고 건강하게 움직이던 사람이었을 것이다. 그랬는데 갑자기 쓰러졌고 다시는 일어나지 못한 채 24시간 이내에 사망한다니, 얼마나 충격적이고 믿기지 않는 일인가.

그러고 보니 얼마 전에 배우 니시다 토시유키(西田敏行)가 허혈성 심장질환으로 돌연 사망했다는 뉴스가 있었다. 사망 당일에도 평소처럼 스케줄이 잡혀 있었다고 했다.

또 시간이 조금은 지난 일이지만, 배우 오오스기 렌(大杉漣)도 역시 돌연사였다.

그는 사망하기 전날 밤까지 드라마 촬영을 했다. 그 후에 출연자들과 함께 식사를 했고 호텔 숙소에 돌아간 지 얼마 지나지 않아 복통을 호소했는데, 그로부터 4시간 후 병원에서 숨을 거두었다. 촬영 후에 출연자들과 함께 식사하러 갔다는 것에서 그때까지는 평소와 똑같은 몸 상태였음을 짐작할 수 있다.

아직 66세밖에 안 된 나이였고 텔레비전에서 본 바로는 무척 건강한 인상이었기 때문에 그 소식을 들었을 때는 나도 정말 놀랐다. 뉴스에 따르면 사인은 급성 심부전이었다.

오오스기의 사인인 급성 심부전이란 갑자기 발병한 심부전이다. 단, 갑자기 나타났다 해도 다양한 심장병의 결과로써 최종적으로 일어나는 것이 급성 심부전이므로 그 이면에는 어떤 심장 관련 질병이 숨어 있었을 가능성이 없지 않다.

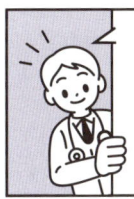

'돌연사'의 근원을 찾아 거슬러 올라가면 혈관에 다다른다

돌연사 원인으로 가장 많은 것이 심장병이다. 돌연사의 약 60%가 심장병에 의한 것으로 알려졌다.

그리고 심장병 중에서도 돌연사의 대표적인 원인이 '심근경색'이다. 심장에 영양분과 산소를 보내는 매우 중요한 혈관인 관상동맥이 막혀 혈액의 흐름이 끊기고 그 결과 심장의 세포가 괴사하는 것이다. 다시 말해, 심근경색은 심장의 혈관이 막혀버리는 질병인 것이다.

또, 사망 원인의 4위인 뇌혈관 질환도 돌연사를 일으키는 질병이다.

뇌혈관 질환이란 우리 뇌에 있는 혈관에 문제가 생기는 것을 말하는데, 대표적으로 뇌경색, 뇌출혈, 지주막하출혈이 있으며, 일반적으로 이 모두를 '뇌졸중'이라고 통틀어 부른다. 뇌경색은 뇌 속 혈관이 막혀서, 반대로 뇌출혈은 뇌 속 혈관이 파열되어 혈액이 흘러나와 뇌 기능에 손상을 입힌 것이다. 또 뇌를 마치 거미줄처럼 감싸고 있는 지주막의 아래와 뇌 사이 공간에 펼쳐진 혈관에 불룩한 혹이 생기고 이것이 터져 발생하는 것이 지주막하출혈이다.

그리고 사망 원인 상위에 올라가 있지는 않지만, 대동맥 질환도 돌연사로 이어지는 질병이다. 대동맥이란 심장에서 전신으로 혈액을 내보내는 혈관(동맥) 중에서도 가장 굵은 혈관을 말하는데, 흉부 대동맥과 복부 대동맥으로 나뉜다.

혹시 '대동맥박리'나 '대동맥류 파열'이라는 병명을 들은 적이 있을까?

대동맥의 벽면은 안쪽부터 내막·중막·외막이라는 3층의 막으로 이루어진다. 그런데 가장 안쪽의 내막에 균열이 생기면 그곳으로 혈액이 스며들어 가고 결국 가운데 막인 중막이 찢어지는데, 이것이 대동맥박리다. 상상만 해도 아픔이 느껴지는 것 같지 않은가? 실제로 대동맥박리는 극심한 통증을 동반하며, 그 박리가 심장까지 다다르면 급성 심부전을 일으키므로 돌연사의 원인이 된다.

한편, 대동맥류 파열은 대동맥 벽이 혹부리 영감의 혹처럼 바깥으로 불룩하게 부풀다가 이윽고 터져서 대출혈을 일으키는 것이다.

이처럼 멀쩡했던 사람이 갑자기 쓰러지고 돌연사로 이어지는 상황은 심장이나 뇌의 혈관 그리고 대동맥처럼 매우 중요한 혈관이 찢어지거나 막히거나 터져서 발생하는 질병들 때문이다. 다시 말해, 돌연사를 부르는 질병은 종류도 많지만, 그 대부분이 혈관 노화와 관련한 '혈관병'이라는 공통점이 있다.

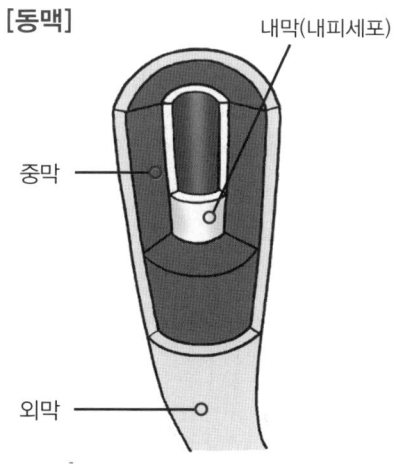

혈관이 막히는 질병

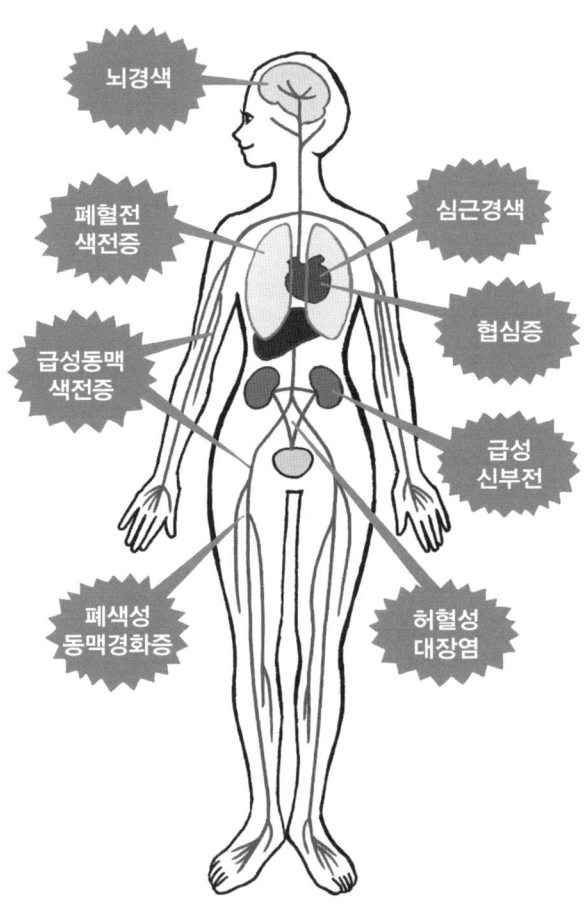

혈관이 파열되는 질병

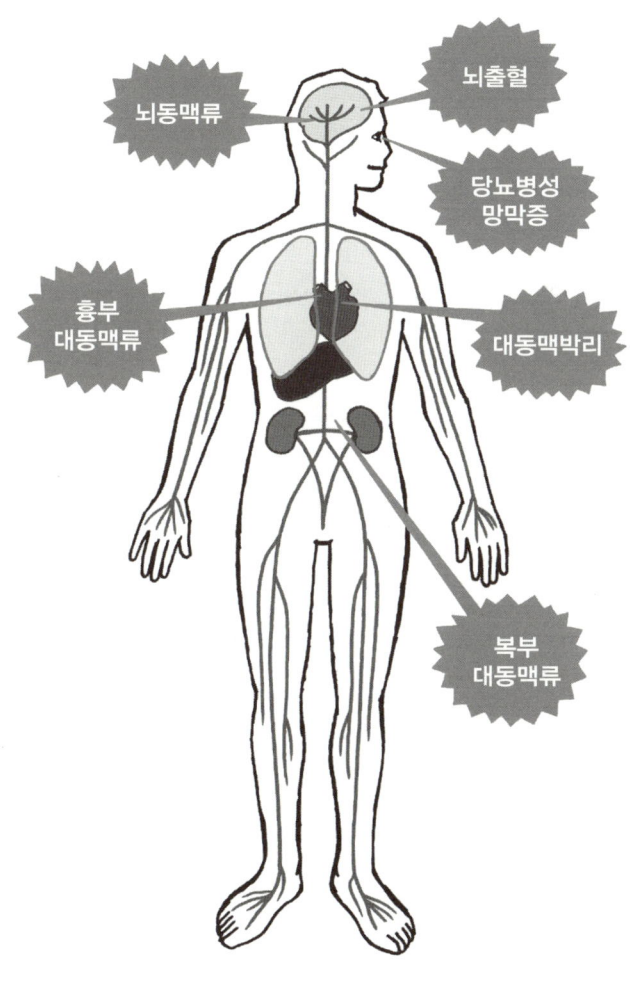

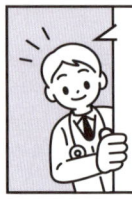

30대, 40대도 '돌연사'와 무관하지 않다

 돌연사를 일으키는 심장병은 일본인의 사망 원인 2위로 연간 23만 명 정도가 심장병으로 사망하고 있다.

 사망 원인 4위인 뇌혈관 질환으로 사망하는 사람은 연간 10만 명 정도다.

 이 두 혈관 질환으로 세상을 떠나는 사망자 수를 모두 더하면 연간 약 33만 명에 달하는데, 이는 사망 원인 1위인 암 사망자 수에 육박하는 수준이다.

 그런데 암과 달리 심장병과 뇌졸중은 '고령인 사람이나 걸리는 것'이라는 이미지가 있어서 그런지 30대, 40대 젊은 사람 중에는 '아직 나와는 거리가 먼 얘기'라고 생각하는 사람이 많아 보인다.

 확실히 100세 인생을 바라보는 시대이니만큼 30대, 40대는 아직 젊은 나이다. 하지만 혈관도 그만큼 젊다고 할 수 있을까?

심근경색, 뇌졸중 같은 혈관병(혈관사고라고도 부른다)의 증가가 30대, 40대부터 나타나기 때문이다. 지금 젊은 나이라 해서 결코 '먼 훗날의 일'이 아닐 수 있는 상황이다.

그럼, 내가 혈관사고(血管事故)를 겪을 위험도는 어느 정도일까?

그것을 예측할 수 있는 지표가 있다. 이 책 끝부분(부록)에 '관상동맥 질환 발생 위험도 차트'와 '향후 10년간 뇌졸중 발병 확률 산정표'를 실었다. 두 자료 모두 1만 명 단위의 대규모 조사 결과를 바탕으로 만들어진 것으로, 이 표를 통해 앞으로 10년 동안 자신이 관상동맥 질환(심근경색이나 협심증 등의 심장병)으로 사망할 위험과 뇌졸중을 일으킬 위험이 어느 정도인지를 각각 수치로 알려준다. 어디까지나 참고용이기는 하지만 꼭 체크해 보길 바란다.

그래서 체크해 봤는데, 어쩌면 나이가 젊은데도 '사망률', '발병 확률'이 높게 나온 사람도 있을 수 있다. 또한 나이가 들수록 아무래도 리스크가 커지기 때문에 산출된 숫자를 보고 깜짝 놀라는 시니어들도 있을 것이다.

다시 한번 강조하지만, 혈관사고는 누구나 예외일 수 없다

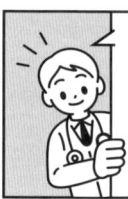

혈관사고의 위험을 243배나 높이는 5대 악(惡)

혈관사고 위험을 더 간단하게 계산하는 방법도 있다.
- 당신은 흡연을 합니까?
- 고혈압입니까?
- 이상지질혈증이 있습니까?
- 당뇨 수치가 높습니까?
- 비만입니까?

이 5개의 질문에 '네'의 개수가 1개씩 증가할 때마다 혈관사고가 일어날 위험성이 커진다.

가장 먼저, 흡연이다.

담배에 포함된 니코틴은 체내에 들어가면 혈관을 수축시켜 혈압과 심박수를 높이고 고혈압과 동맥경화를 일으킨다. 또 흡연으로 늘어난 활성산소가 혈관의 가장 안쪽에 펼쳐져 있는 혈관내피세포를 손상시킨다.

두 번째로 고혈압은 어떤가 살펴보자.

혈압이 높다는 말은 심장이 내보낸 혈액에 의해 혈관벽이 지속적으로 강하게 압박되고 있다는 의미다. 그렇게 되면, 원래 유연했던 혈관은 이 압력을 견디기 위해 점차 딱딱해지고 그런 만큼 혈액이 지나갈 수 있는 공간도 좁아진다.

그 좁아진 통로를 혈액이 힘겹게 통과하면 혈관에 가해지는 압력은 더욱 높아지고, 그러다 혈관 손상이 발생하는 것이다.

이럴 때 특히 혈류와 직접 닿는 혈관내피세포가 손상된다. 혈관내피세포가 손상되면 그 벌어진 틈을 통해 혈액 속 지질 등이 혈관의 막으로 스며들어 동맥경화가 진행된다.

2019년에 개정된 일본 고혈압 가이드라인에서, 혈압을 낮추는 목표 수치인 강압 목표치가 다소 엄격해졌다. 그럼에도 '혈압이 다소 높아도 문제없다'고 생각하는 사람이 있는데, 고혈압은 10년 후, 20년 후에 혈관사고를 일으킬 위험을 확실히 높인다.

그러니 반드시 혈압 관리에 신경 써 주길 바란다.

고혈압 판단 기준

◎ **수축기 혈압(위 혈압)**
→ 심장이 수축할 때 기록된 혈압

◎ **확장기 혈압(아래 혈압)**
→ 심장이 확장할 때 기록된 혈압

※ 혈압은 '수축기 혈압/확장기 혈압 mmHg'라고 표기한다.

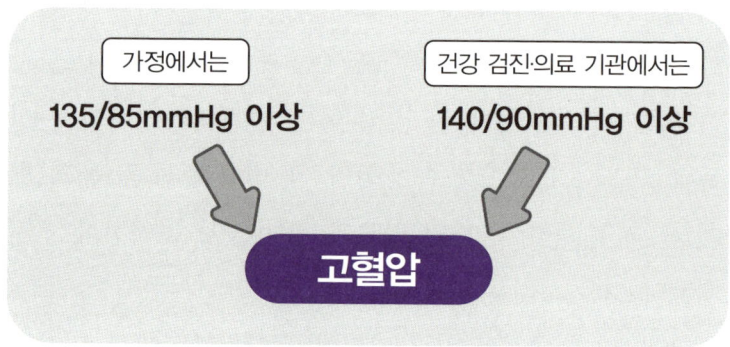

※ 단, 가정에서 125/80mmHg, 건강 검진이나 의료 기관에서 130/855mmHg 이상이라면 고혈압 전 단계로 분류되어 주의가 필요하다.
※ 이것은 어디까지나 참고용이다. 정확한 진단을 위해 반드시 의사의 진료가 필요하다.

세 번째인 이상지질혈증이란, 나쁜 콜레스테롤인 'LDL콜레스테롤'과 '중성지방'이 너무 많거나 착한 콜레스테롤인 'HDL콜레스테롤'이 너무 적은 상태를 말한다.

참고로, 나쁜 콜레스테롤인 LDL콜레스테롤이 항상 나쁘기만 한 것은 아니다. LDL콜레스테롤도 맡은 역할이 있는데, 바로 간장(肝臟)에서 온몸으로 콜레스테롤을 운반하는 일이다.

원래 콜레스테롤은 세포막과 호르몬 등을 만드는 중요한 재료다. 하지만 필요량보다 재료가 많으면 마치 길거리에 쓰레기를 버리는 것처럼 남은 콜레스테롤이 혈관벽에 쌓인다. 이것을 회수하는 청소부 역할을 HDL콜레스테롤이 하는데, 혈관의 벽에 쌓인 콜레스테롤이 지나치게 많으면 HDL콜레스테롤도 모두 다 회수하지 못한다.

이렇게 다 회수되지 못해 남겨진 콜레스테롤은 혈관에 생긴 상처를 통해 혈관의 벽으로 스며들어가 차곡차곡 쌓인다. 여기에 산화까지 일어나 성질이 변하면서 동맥경화로 진행되는 것이다. 특히 중성지방이 높으면 LDL콜레스테롤의 사이즈가 작아져 소형화되므로 더욱 동맥경화를 일으키기 쉬워진다. 소형화된 초저밀도 LDL콜레스테롤을 그래서 최악의 콜레스테롤이라고도 부른다.

이상지질혈증 판단 기준

LDL콜레스테롤
140mg/dℓ 이상 ▶ 고(高)LDL콜레스테롤 혈증

HDL콜레스테롤
40mg/dℓ 미만 ▶ 저(低)LDL콜레스테롤 혈증

중성지방(트리글리세라이드)
150mg/dℓ 이상 ▶ 고(高)트리글리세라이드 혈증

non-HDL콜레스테롤
170mg/dℓ 이상 ▶ 고(高)non-HDL콜레스테롤 혈증

이 중 **어느 하나**라도 해당한다면

이상지질혈증

※ 단, LDL콜레스테롤이 120mg/dℓ 이상이면 이상지질혈증의 경계에 있으므로 주의가 필요하다.
※ 다른 수치도 경계치에 가까운 경우에는 주의가 필요하다.
※ 이것은 어디까지나 참고용이다. 정확한 진단을 위해 반드시 의사의 진료가 필요하다.

\ 완전 틀림!! /

 콜레스테롤 수치는
　•높아도 OK　　•높을수록 오래 산다

당뇨병 판단 기준

혈당치(아침 공복)

126mg/dℓ 이상 ▶ 당뇨병형

당화혈색소(HbA1c)

6.5 이상 ▶ 당뇨병형

※당화혈색소는 특정 건강 검진(이른바 메타보 검진)으로 검사한다
(메타보 검진:일본에서 실시하는 대사증후군의 위험도를 측정하는 데 중점을 둔 건강 검진)

위 **2가지 '당뇨병형'**이 확인되면

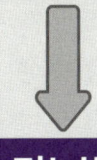

당뇨병

※ 단, 혈당치(아침 공복)가 100mg/dℓ 이상이거나 당화혈색소가 5.6 이상이라면 당뇨병 전단계로 분류되어 주의가 필요하다.
※ 이것은 어디까지나 참고용이다. 정확한 진단을 위해 반드시 의사의 진료가 필요하다.

네 번째인 고혈당도 살펴보자.

혈당은 혈액 중 포도당의 농도를 의미한다. 혈액 속에 남아 있는 당은 단백질과 결합해서 '최종당화산물(AGEs: 에이지스)'이라는 물질로 변하는데, 이 과정을 '당화'라 부른다. 한편, 텔레비전 방송에서는 이 최종당화산물(AGEs: 에이지스)을 일반인이 쉽게 이해하도록 '당독소'라 부르며, 이것은 세포를 늙게 만드는 주범이다.

최종당화산물(AGEs)은 활성산소를 만들어 혈관을 손상시킨다. 또 혈관벽 안으로 침투해 이미 혈관 내막에 쌓여 있던 LDL콜레스테롤을 산화시켜 동맥경화 진행을 더욱 촉진한다.

흡연, 고혈압, 이상지질혈증, 고혈당 이 네 가지는 확실히 혈관의 노화를 재촉한다.

그리고 5대 악의 마지막인 비만은 고혈당, 고혈압, 이상지질혈증을 일으키기 쉽다는 점에서 역시 혈관을 늙게 만든다. 비만 중에서도 문제가 되는 것은 복부 주변으로 지방이 불룩하게 붙은 내장지방형 비만이다.

건강한 사람이 혈관사고를 일으킬 위험도를 '1'이라 가

비만의 지표

◎비만 여부는 BMI라는 수치로 판단한다.

$$BMI = 체중(kg) \div 신장(m) \div 신장(m)$$
$$표준체중 = 신장(m) \times 신장(m) \times 22$$

참고로, 일본비만학회의 BMI 판정 기준은 아래와 같다.

BMI 18.5 미만 : 저체중
BMI 18.5 이상 25 미만 : 보통 체중
BMI 25 이상 : 비만

◎내장지방형 비만(허리둘레로 측정한다)

허리둘레 ≧ 85cm(남성)
허리둘레 ≧ 90cm(여성)

정했을 때 이들 다섯 가지 요인 중 하나를 가지고 있다면 위험도가 3배, 두 개라면 9배, 세 개라면 27배, 네 개는 81배, 다섯 개 모두라면 243배로 증가한다. 그러나 이 말은 반대로 다섯 가지 중에서 하나씩 줄여나가면 혈관사고 위험을 3분의 1씩 줄일 수 있다는 뜻이 된다.

담배를 피우는 사람은 꼭 금연하자. 고혈압, 이상지질혈증, 고혈당, 비만은 식사와 운동으로 개선하고 필요하다면 약을 통해 조절하자.

이것이 100년 혈관의 기본이다.

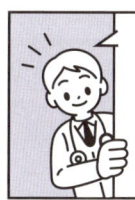

돌연사조차 선택할 수 없는 현실

지금까지 돌연사가 보기 드문 '사고'가 아니라 누구에게나 닥칠 수 있는 현실임을 설명했다.

그렇기에 더욱 이 책의 3장, 4장, 5장에서 소개하는 100년 혈관을 만드는 식사, 생활 습관, 운동을 열심히 실천해야 한다. 그런데 일부에서는 '고통 없이 편하게 가고 싶어. 그러니 덜컥 죽을 수 있다면 돌연사도 괜찮지'라고 생각할지도 모르겠다.

하지만 실상은 그렇지 않다. 우선 '고통 없이'라는 소망은 유감스럽게도 그리 간단하게 이룰 수 없다.

급성 심근경색이 일어나면 가슴 한가운데부터 약간 왼쪽에 걸친 부위에 극심한 고통, 쥐어짜는 것 같은 강한 통증이 일어난다. 때로는 목과 어깨, 등, 왼쪽 팔, 복부에까지 넓게 퍼지는 통증이 느껴질 수도 있다. 게다가 이 고통은 30분 이상 지속된다.

뇌졸중은 뇌의 손상 부위에 따라 증상이 다양한데, 얼

굴이나 신체의 갑작스러운 편마비, 저림, 어눌해진 발음, 기립 불능, 극단적인 한쪽 눈 시력 저하나 시야 결손, 사물이 2개로 보이는 복시 같은 증상들이 전형적이다. 특히 뇌졸중 중에서도 지주막하출혈은 '머리를 야구방망이로 맞은 듯한', '지금까지 경험해 보지 못한'이라고 표현될 정도로 극심한 통증을 동반하는 경우가 많다.

그러니까 '그리 큰 고통 없이 그 순간을 맞이하겠다'가 전혀 아니라는 뜻이다. 또한 전혀 예상치 못하다가 갑자기 사망해버리면 신변 정리도, 가까운 사람들에게 작별 인사도 하지 못한다. 마음의 준비 없이 소중한 사람을 갑자기 잃은 남은 가족의 상실감은 또 얼마나 크겠는가. 여기에 사람이라면 누구든지 타인에게 드러내 보이고 싶지 않은 것 한둘은 있을 텐데, 그런 것을 제대로 처리하고 나서 여행을 떠나면 좋지 않겠는가.

그리고 지금부터 정말 중요한 내용인데, '갑자기라지만 편안하게 죽을 수 있다면 돌연사도 괜찮지', '나 죽은 뒤에 창피한 게 나온대도 이미 죽은 뒤니까 뭐 괜찮아'라며 대범하게 생각을 정리했더라도 그 바람대로 곧바로 죽을 수 있을지 어떨지는 솔직히 장담할 수 없다.

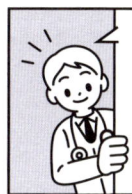

혈관사고 끝에 있는 '후유증'

사실, 심근경색을 비롯한 심장병의 치사율은 30% 정도다. 반대로 말하면 70%의 사람은 살아남는다.

의학의 발달과 AED(자동심장충격기)의 보급으로 생존율이 올랐다.

이 말에 당신은 '생명을 더 구할 수 있게 된 것은 잘된 일이 아닌가'라는 생각이 들 것이다.

물론 맞는 말이다.

다만, 심장 혈관이 막혔거나 좁아져서 심장에 충분한 혈액이 보급되지 못하면 심부전을 일으킨다. 이 심부전이 중증이었다면 설령 생명을 구했어도 완전히 원래의 심장으로 돌아가지 못한다는 사실도 이미 설명했다.

따라서 심부전으로 심장 세포 일부가 죽으면 심장의 펌프 기능이 떨어지므로 전신으로 충분한 혈액을 보낼 수 없게 된다. 그 결과 쉽게 지치고, 몸을 조금만 움직여도 숨이 차게 된다.

그렇게 되면 지금까지 즐겼던 취미를 더는 즐길 수 없게 된다. 쇼핑을 좋아했는데 외출을 꺼리게 되고 골프나 테니스가 취미였는데 골프 코스를 도는 것도, 라켓을 들고 공을 뒤쫓는 것도 무척이나 힘에 부치게 된다.

심장의 펌프 기능이 떨어져 몸이 나른하고 축 처지는 권태감과 다리 부종까지 더해지면 운전도 쉽지 않아 드라이브도 즐길 수 없게 된다. 매우 중증이라면 식사를 하는 것만으로도 지쳐서 식욕을 잃을 수도 있다.

이처럼 중증인 심부전이라면 설령 목숨을 구했을지라도 건강 수명은 짧아지는 것이다.

하지만 더 큰 문제는 뇌졸중이다.

<mark>뇌졸중의 치사율은 15% 정도다.</mark>

<mark>이 말을 뒤집으면 뇌졸중이 발생해도 약 85%는 생명을 구한다는 의미다.</mark>

생명을 건졌다는 측면에서 보면 정말 다행이지만, <mark>이 중에서 다시 약 50%는 중증 마비나 치매 같은 인지장애 후유증이 남게 된다.</mark>

뇌졸중 후 가장 일반적인 후유증이 <mark>편마비와 경축</mark>이다. 편마비란 신체의 좌측 또는 우측이 움직이기 힘들거나 전혀 움직일 수 없는 상태다. 경축은 중추신경계의 손상으로 근육이 과도하게 긴장된 현상인데, 예를 들면 손가락이 마치 물건을 쥔 것처럼 굽은 채 펴지지 않거나 팔이 굽은 채 움직일 수 없는 것, 발끝이 쭉 뻗어진 채 뻣뻣하게 굳은 것 등이다.

또 감각마비라고 해서, 마비된 쪽의 손발이 저리거나, 통증이나 뜨거움, 차가움 등을 느끼기 어려워지고 무언가에 닿아도 닿았다는 감각 자체를 모르기도 한다.

분명 내 몸인데도 손발을 내 맘대로 움직일 수 없으면 얼마나 갑갑하겠는가. 그래서 예전이라면 정말 눈 감고도 할 수 있던 일들을 더는 할 수 없게 된다.

✅ 뇌에 장애가 남으면 어떻게 되나?

한편, '치매 같은 인지장애 후유증'은 '고차 뇌 기능 장애'라는 이름으로도 불린다.

고차 뇌 기능 장애는 뇌가 손상돼서 발생하는 장애로 기억과 학습, 사고와 판단, 감정 기능에 장애가 나타난다. 이렇게 글로만 적으면 어떤 장애인지 연상하기 어려울 텐데, 고차 뇌 기능 장애는 그야말로 십인십색이라 사람마다 나타나는 증상이 다르다.

- 안 그랬던 사람인데 주의가 산만해진다.
- 정서가 불안정해져서 화를 잘 내거나 갑자기 기분이 좋아지거나 한다.
- 순서나 절차를 계획해서 행동하지 못한다.
- 멍하니 있을 뿐이다. 그 어떤 것에 대해서도 반응이 없거나 느리다.
- 새로 경험한 것을 기억해 내지 못하거나 반대로 과거의 기억이 없어진다.
- 상대방의 말을 이해할 수는 있지만 말이 나오지 않는다.
- 말뜻을 잘 이해하지 못한다.
- 글자를 쓰거나 옷을 입는 것처럼 간단한 일의 순서를 알지 못하게 된다.

구체적으로 예를 들었는데 솔직히 이것도 지극히 일부분이다. 뇌의 손상 부위에 따라 어떤 장애가 어떤 강도로 나타날지 역시 사람마다 다르기 때문이다. 그리고 많은 경우 몇 개의 증상이 복합적으로 나타난다.

이밖에도, 입이나 목에 마비가 생겨서 말을 잘하지 못하는 언어 장애, 음료나 음식을 삼키지 못하는 연하 장애, 소변이 나오지 않는 요폐, 반대로 소변이 새는 요실금 등 뇌졸중이라지만 나타나는 후유증은 이처럼 사람마다 다르다.

그 결과 취미였던 운동과 운전을 못하게 될뿐더러 지극히 평범한 보통의 일상생활마저도 누군가의 도움이 없으면 힘들게 된다.

혈관 노화 때문에 심장이나 뇌의 중요한 혈관이 터지거나 막히면 갑자기 사망(돌연사)할 수 있다는 사실 앞에선 누구나 당연히 두렵다. 그런데 더 무서운 건, 돌연사조차도 자기 스스로 선택할 수 없는 현실에 처하게 된다는 점이다.

다시 말해 돌연사가 아니라 어떤 형태로든 고통스러운 증상과 장애를 안은 채 살아야 하는 경우가 더 많다. 건강하게 오래 살지 못할 뿐 아니라 자신이 그리던 노년과 완전히 다른, 힘겨운 삶이 시작되는 것이다. 그러므로 더욱 혈관 관리의 중요성 잊지 말아야 하겠다.

2장

'100년 혈관'으로 당뇨병, 치매, 암까지 막는다!

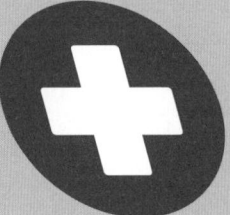

100년 혈관을
만드는 법

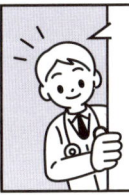
돌봄 필수, 거동 불능 상태인 '쓰러진 후 병상에서만 지내다 죽는' 인생

1장에서는 주어진 생명을 팔팔하게 다 누리며 살다가 하루 이틀 앓고는 편안하게 세상을 떠나고 싶다는 희망을 품었지만, 어느 날 갑자기 퍽 하고 쓰러져서 그길로 생을 마감하거나, 세상을 떠나는 것조차 선택할 수 없는 현실을 설명했다.

쓰러지고 나서도 바로 사망에 이르지 않는다면 과연 어떤 상황이 되는 걸까? 바로 노인 장기 요양 돌봄이 필수인 상태, 즉 침대에서 벗어날 수 없는 '거동 불능의 상태'가 된다. 활기차고 건강하게 천수를 다 누리는 '팔팔완생'을 바랐는데, 10여 년이나 돌봄을 받으면서 죽음을 기다려야 하는 '꽈당골골'이라는 안타까운 현실을 마주하는 것이다.

일본 여성의 평균 수명은 남성보다 6년 이상 길다. 또한 앞서 설명한 것처럼 평균 수명과 건강 수명의 사이에는 남성이 약 9년, 여성이 약 12년으로 약 10년의 차이가 있다. 그래서 돌봄이 필요해지거나 거동 불능으로 지내야 하는 기간도 여성이 남성보다 평균 3년 정도 더 길다.

물론 이러한 현실을 받아들이는 게 쉽지 않지만, 돌봄이 필요한 상태라 해도 모든 것이 한순간에 무너지는 건 아니므로 다른 사람의 도움을 받는다고 해서 스스로 불행해졌다고 생각하지 않으면 좋겠다.

요양 등급에는 5단계가 있는데, 가장 중증도인 '요개호5'는 침대에서 벗어날 수 없는 상태를 가리킨다. 거의 누워 지내야 하므로 다른 사람의 도움이 없으면 식사와 배변 등의 일상생활이 전혀 불가능하다. 이런 현실을 마주하면 누구라도 저렇게 되고 싶지 않다고 생각하는 게 솔직한 심정일 것이다.

현재, 요지원(要支援)과 요개호(要介護)의 수급자는 일본 전국에서 700만 명이 넘는다. 이는 65세 이상 중에서 20%에 조금 못 미치는 인원이 수급자라는 뜻으로, 그 내역을 살펴보면 다음과 같다.

- 요지원1   105만 명
- 요지원2   102만 명

- 요개호1   148만 명
- 요개호2   121만 명
- 요개호3   94만 명
- 요개호4   90만 명
- 요개호5   59만 명

※2024년 8월 말 현재(후생노동성 '개호보험사업상황보고'에서)

✓ 등급이 커질수록 '꽈당골골 후 사망'에 가깝다

요지원1, 요지원2는 요개호에 비해 아직은 경증도라 기본적인 동작은 스스로 할 수 있다. 그러나 물건을 구입한다거나 금전 관리, 복용약 관리 같은 다소 복잡한 일상생활은 다른 사람의 관리와 도움이 필요한 상태다.

이 등급대는 적절한 돌봄 서비스를 통하여 재활하면 상태가 좋아질 가능성이 충분히 있다.

요개호1이 되면 식사나 배변은 거의 혼자서 가능하지만, 옷 입기나 청소 등 자신의 일상생활 관리에 도움이 필요하다.

요개호2에서는 식사나 배변에서 도움이 필요할 수 있고 일상생활 관리 전반, 기립과 보행, 이동 시 부축 및 도움이 필요하다.

요개호3에서는 일상생활 관리, 배설, 이동 등 본인 혼자서는 할 수 없는 것이 늘어난다. 그리고 인지장애가 동반된 문제 행동이나 이해도의 저하가 나타나기도 한다.

요개호4에서는 혼자서 할 수 없는 것이 더 늘어난다. 이동에 휠체어가 필요하고 상시 돌봄이 없으면 일상생활을 할 수 없다.

요개소5에서는 앞서 말한 것처럼 거의 자리보전 상태로, 생활 전반에 걸쳐 돌봄이 필요하다.

이것은 어디까지나 참고용일 뿐이지만 요지원, 요개호가 각각 어떤 상태인지 대략적으로 짐작이 가지 않았을까 싶다.

숫자가 커질수록 다른 사람의 손을 빌리지 않으면 안 되는 것이 늘어나니, 긴 병에 고생만 하다가 죽는 모습이 점점 선명해지는 것 같지 않았을까?

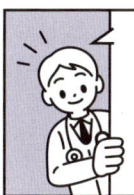

뼈와 혈관은 운명 공동체였다!

요지원(요양 지원)과 요개호(요양 보호)를 받게 되는 배경에도 혈관의 노화가 있는데, 우선은 요양 지원 대상자가 되는 원인부터 살펴보겠다.

<mark>요양 지원의 주요 원인으로는 다음의 세 가지를 들 수 있다.</mark>

①관절 질환(19.3%)
②고령에 의한 쇠약(17.4%)
③골절·낙상(16.1%)

(후생노동성 '2022년 국민생활기초조사의 개략'에서)

이들의 공통된 원인은 바로 뼈와 근육, 관절이라는 신체 운동 기관의 노화다.

가장 먼저, 요양 지원 원인 3위인 골절·낙상과 연관된 '뼈'에 대해 설명을 해 보겠다.

예전에 '어느샌가 골절'이라는 유행어가 CM이나 텔레비전 프로그램에서 자주 들리던 때가 있었다. 골다공증에 의해 뼈가 노화되면 사소한 움직임에도 골절될 수 있음을 짧게 표현한 말인데 여러분도 아마 기억할 것이다. 일테면 약간 묵직한 물건을 들어 올리거나, 마룻바닥에 손을 짚었거나, 살짝 엉덩방아를 찧었을 뿐인데 나도 모르게 골절이더라는 위험성을 임팩트 있게 경고한다.

이 메시지처럼 골다공증으로 인해 뼛속의 단단한 부분이 줄어들어 뼈에 구멍이 숭숭 뚫리게 되면 약간의 충격에도 쉽게 골절된다. 그래서 지금까지 모든 일상생활을 자기 스스로 했던 사람이 골절 때문에 다른 사람의 도움이 필요해지는 경우가 생기는 것이다.

여기서 잠시 뼈와 혈관 사이의 흥미로운 인과 관계를 살펴보고자 한다.
결론부터 말하자면, 이 둘은 운명 공동체와 다름없다.
==뼈와 혈관의 가장 이상적인 상태는 '뼈는 단단하게, 혈관은 탄력 있게'==다. 그런데 역설적이게도 현실에서는 '뼈는 물렁하게, 혈관은 딱딱하게'라는 완전히 반대되는 상황이 빈번하

게 일어난다.

뼈는 파골세포(破骨細胞)가 오래된 뼈세포를 제거하고 조골세포가 새로운 뼈세포를 만들면서 스스로 조금씩 교체한다. 이때 전자인 뼈를 파괴하는 과정을 '골흡수(骨吸收)'라 하고, 후자인 뼈를 만드는 과정을 '골형성(骨形成)'이라 한다.

나이가 젊을 때는 골형성(뼈는 만드는 것)이 골흡수(뼈를 파괴하는 것)보다 크기 때문에 골량이 증가해 튼튼한 뼈가 만들어진다.

그러나 나이가 들수록 골형성보다 골흡수가 커지는데, 그렇게 되면 골량이 줄어서 골밀도가 낮아지고 구멍이 숭숭 뚫린 뼈가 되는 것이다.

이것이 골다공증이다.

✅ '칼슘의 역설'이라는 중대한 문제

골흡수, 골형성에서 중요한 역할을 하는 것이 칼슘이다. 골흡수에서는 파골세포가 오래된 뼈의 칼슘이나 콜라겐을 분해하고, 골형성에서는 조골세포가 뼈의 표면에서 콜라겐을 만들고 여기서 혈액에 의해 운반된 칼슘을 부착시킨다.

한편, 혈액 중의 칼슘 농도는 보통 일정하게 유지된다.
그러나 혈액 내 칼슘이 부족해지는 상황이 되면 우리 몸은 뼈에 있는 칼슘을 분해해 혈액으로 보내어 혈중 칼슘 농도를 유지하려 한다. 그래서 칼슘 부족이 지속되면 우리 몸은 이런 과정을 계속 반복하고 골다공증은 더욱 심해진다.
그런데 **뼈에서 빠져나온 칼슘은 안타깝게도 혈관에 잘 들러붙는다.**
원래는 혈중 칼슘이 부족했기 때문에 뼈에서 칼슘을 가져왔지만 그런 상황이 만성화되면 혈중 칼슘이 과도하게 많아진다. 이렇게 남은 잉여 칼슘이 혈관의 벽에 들러붙어 혈관을 딱딱하게 만들면서 동맥경화를 부추기는 것이다.
즉, 칼슘 부족이 칼슘 과잉을 부른 셈이다.
그런 의미에서 이 현상을 '**칼슘의 역설**'이라 부른다.

한쪽에서는 뼈에서 칼슘이 빠져나가 뼈에 구멍이 숭

숭 뚫리는 골다공증이 진행되는 동안 다른 쪽에서는 뼈에서 나온 칼슘이 혈관에 쌓여 혈관을 딱딱하게 만들고 동맥경화를 일으키고 있다.

이처럼 뼈의 노화가 진행될 때는 혈관의 노화도 함께 진행된다. 그래서 뼈와 혈관은 말 그대로 운명 공동체라고 표현한 것이다.

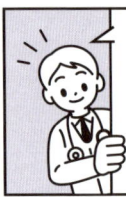
혈관을 늙게 만드는 것은 뼈도 늙게 한다

뼈와 혈관이 운명 공동체인 점은 이것 말고도 또 있는데, 바로 둘 다 같은 요인으로 노화가 진행된다는 점이다. 골다공증의 주요 원인은 이미 소개한 칼슘 부족과 바로, 운동 부족이다.

뼈는 적당한 부하를 받으면 조골세포가 활성화되어 뼈를 만드는 활동이 촉진된다.

반대로 그다지 걷지 않고 몸을 움직이지 않는 생활을 지속하면 뼈에 대한 자극도 줄어서 뼈에서 칼슘이 용출되기 쉬워지고 골량이 줄어 뼈가 쉽게 물러진다.

또 혈관 건강면에서도 운동 부족은 치명적이다.

운동에 관해서는 5장에서 자세히 설명할 텐데, 운동하면 혈류가 좋아질 뿐 아니라 혈관을 탄력 있게 넓혀주는 'NO(일산화질소)'라는 물질이 분비된다. 또 운동 습관을 기르면 비만 예방과 이상지질혈증의 개선으로도 이어지는 등 혈관 노화를 일으키는 많은 요인을 개선하고 해소해 준다.

이처럼 운동이 혈관 건강에 크게 기여한다는 점은 반대로 운동을 하지 않으면 가져올 폐해도 그만큼 크다는 뜻임을 반드시 기억하자.

☑ 여성 호르몬은 뼈의 든든한 아군

칼슘 부족과 운동 부족에 추가해서 여성의 경우, 여성 호르몬의 결핍도 뼈의 노화, 혈관의 노화에 모두 크게 관여한다.

골다공증이 여성에게 많다고들 하는데 50대 이전까지는 특히 그런 것도 아니다. 그러나 여성이 50세 전후에 폐경을 맞으면서 골다공증 발생 위험이 높아진다.

폐경이 가까워지면 여성 호르몬 중 하나인 에스트로겐의 분비량이 감소한다. 에스트로겐은 뼈에서 칼슘이 빠져나오는 것을 억제하는 중요한 역할도 하므로 사실 젊은 여성의 뼈는 에스트로겐에 의해 보호되고 있는 것이다.

따라서 이 에스트로겐의 분비가 줄어드는 폐경 이후

는 골밀도가 급격하게 감소하기 쉬우며 이는 같은 나이의 남성에 비해 골다공증으로 진행될 가능성을 높인다.

<mark>그리고 혈관도 뼈와 동일하게 이 에스트로겐에 의해 보호되고 있다.</mark>

에스트로겐에는 혈관 탄력을 유지하고 혈압 상승을 억제하는 작용과 이상지질혈증을 개선하는 효과도 있어서 동맥경화 예방에도 크게 기여한다.

그러므로 에스트로겐의 분비량이 감소하면 골다공증뿐 아니라 동맥경화도 일어나기 쉬운 것이다.

이 책을 읽고 있는 독자 중에는 갱년기인 여성도 많을 텐데, 뼈와 혈관의 수호신이던 에스트로겐의 보호가 이제는 끝났다는 점을 인지해야 할 것이다. (이제부터는 스스로 뼈와 혈관을 지켜야 할 때라는 의미다.)

✅ 흡연은 뼈를 무르게 하고 골절 회복도 지연시킨다

그리고 각종 질병을 일으키는 원인 중에서 빠지지 않는 흡연도 골다공증 진행을 가속하고 혈관을 늙게 만든다. 흡연하면 혈관이 노화된다는 사실을 1장에서 설명했는데, 흡연으로 혈류가 나빠지면 위장 기능도 떨어지기 때문에 칼슘의 흡수까지 방해된다.

또 담배에는 에스트로겐의 분비를 억제하는 작용도 있어서 여성의 골다공증 발생 위험도를 끌어올린다. 에스트로겐이 아무리 뼈와 혈관을 수호신처럼 지켜주려 해도 흡연이 그 활동을 방해하고 있는 것이다.

==최근에는 흡연자의 경우, 골다공증이 되기 쉬울 뿐 아니라 골절된 후 회복까지의 시간이 훨씬 더 걸린다는 사실도 밝혀졌다.==

==이것은 나빠진 혈류와 연관이 있을 것으로 추정된다.==

이처럼 칼슘 부족, 운동 부족, 여성 호르몬인 에스트로겐의 감소, 흡연 등 뼈를 늙게 만드는 요인과 혈관이 늙게 되는 요인은 동일하다.

그러므로 100년 혈관을 위해 노력한다면 단짝 사이인 뼈도 자연히 건강해져서 골절이 잘 일어나지 않는 단단한 몸을 만들 수 있다.

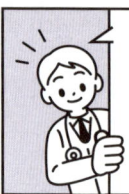
단백질 부족은 수명을 줄이고 치매를 부른다

이제, 요양 지원 등급을 받게 되는 원인 중 1위와 2위가 남았다.

1위는 관절 질환이고 2위는 고령에 의한 쇠약이었는데, 혹시 이 둘의 공통점을 알아챘을까? 그것은 바로 근육량의 저하로 일어난다는 것이다.

근육량이 저하되는 주요 원인은 운동 부족과 단백질 섭취 부족 두 가지를 들 수 있다.

운동 부족이 근육량 감소를 부르고 또 근육의 재료인 단백질이 부족하면 근육량이 줄어든다는 점은 더 설명할 것도 없을 것이다.

또, 운동과 혈관의 관계도 앞에서 이미 설명했다.

그런데 단백질과 혈관의 관계라 하면 무엇을 말하는 걸까?

혈관의 재료도 역시 단백질이라는 점이다.

일본에서는 2차 세계대전 후부터 1970년대 전반까지 뇌출혈 발생 수가 뇌경색보다 언제나 앞섰던 시기가 있었다. 지금은 뇌졸중 중에서 뇌경색이 가장 많아서, 뇌졸중 전체에서 4분의 3 정도를 차지한다.

뇌경색과 뇌출혈, 이 둘의 인구 10만 명당 사망자 수를 비교하면 지금의 뇌경색보다 그때의 뇌출혈이 20배 이상, 30배 가까이나 높았다.

70년대 전반까지는 뇌출혈이 뇌경색의 수를 항상 앞질렀다.

그때는 뇌출혈이 왜 그렇게 많았던 걸까?

많이 거론되는 이유가 염분의 과잉 섭취와 고혈압의 방치다.

그 당시는 염분 함량이 높은 음식 섭취가 잦았고 고혈압이 있는데도 치료하지 않고 그냥 두는 경우가 매우 흔하였다. 바로 이것들이 뇌출혈 사망률을 높였던 것도 사실이지만 좀 더 파고들면 단백질 부족 역시 무시 못할 큰 원인이었다.

혈관의 재료인 단백질이 부족해서 혈관의 벽 그 자체가 약했던 것이다.

그래서 혈관이 터지는 뇌출혈이 많았다.

현재도 뇌혈관 질환은 일본인의 사망 원인 4위이며 매년 30만 명 가까이가 뇌졸중을 겪고 있다. 이 중 20%에 약간 못 미치는 정도가 뇌출혈인데, 여전히 적은 것은 아니지만 과거와 비교하면 많이 줄어든 수치다. 이러한 급감의 배경에는 염분 섭취를 줄이고 혈압 관리에 신경 쓰며 단백질 섭취를 늘리려는 노력이 한몫했다.

또, <mark>단백질 부족이 치매 발생의 위험을 높이고 수명을 줄이는 것으로도 알려졌다.</mark>

혈액 중 단백질은 알부민(Albumin)이라는 형태로 합성되어 운반된다. 도쿄 건강장수의료센터의 연구에 따르면, 정상치보다 알부민 수치가 낮은 '저알부민혈증'인 사람은 그렇지 않은 사람에 비해 오래 살지 못하는 경향이 있으며 게다가 인지 기능이 낮아질 위험이 2배나 높다는 사실이 밝혀졌다.

참고로 이 연구에서는 적혈구의 수, 착한 HDL콜레스테롤의 수치가 낮은 사람도 인지 기능이 낮아질 위험이 매우 높았다. 그래서 장수하지 못하는 경향이 있다는 점도 지적한다.

적혈구는 단백질과 철분의 상태를, 콜레스테롤은 지질의 상태를 나타낸다. 그러므로 <mark>단백질, 철분, 지질이 부족하면 장수하기 어려울 뿐 아니라 치매에 걸릴 위험도 높아진다는 의미다.</mark>

✅ 고기는 먹어야 한다? 아니면 피해야 한다?

한편, 단백질이라 해도 고기나 생선, 달걀, 유제품처럼 동물성 단백질도 있고 대두로 만든 식품이나 콩류 같은 식물성 단백질도 있다.

나이가 들수록 자극적이지 않고 담백한 음식을 좋아하게 되어 고기보다는 생선, 생선보다는 두부처럼 같은 단백질이라도 담백한 쪽을 고르는 사람이 많을 것이다.

하지만 100세를 넘겨 장수하고 있는 '백세인(百歲人)'의 식생활을 조사한 연구에서, 백세인은 일반인들 평균보다도 단백질을 많이 섭취하고 있으며(총에너지양에서 차지하는 단백질의 비율이 크다), 또한 단백질 중에서도 고기나 생선 같은 동물성 단백질의 비율이 높다는 결과가 밝혀졌다.

==오래 사시는 분들, 그야말로 100세까지 장수하는 분들은 고기와 생선을 잘 챙겨 먹고 있던 것이다.==

고기는 대사증후군이 되기 쉽다는 이미지 탓인지 기피 대상이 되기도 하는데 그렇지 않다. 무척이나 중요한 단백질 공급원이다. 특히 영양이 부족해지기 쉬운 시니어에게는 더욱 중요하다.

단백질은 근육을 만들고 또, 혈관 건강에도 도움을 주므로 건강 수명을 늘리기 위해서는 필수적임을 꼭 기억하고 기억하자!

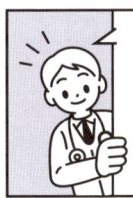

혈관 노화는 치매에도 영향을 미친다

요양 지원 상태가 되는 원인에 이어 이번에는 요양 보호가 되는 요인들을 살펴보겠다.

주요 원인으로는 ①치매 ②뇌혈관 질환(뇌졸중) ③골절·낙상이다.

이 중에서 뇌혈관 질환은 그야말로 혈관의 노화가 부른 질병이고, 이미 1장에서 자세히 설명했다. 골절·낙상도 바로 앞에서 설명했다.

그래서 이번에는 치매에 관해 설명하겠다.

치매는 여러 가지 원인으로 뇌세포의 손상이나 기능 저하가 일어나서

'건망증이 심하다(기억 장애)'

'시간이나 장소를 모르게 된다(지남력 장애)'

'능숙하게 사용했던 도구의 사용법을 모르게 되는 등 간단한 동작도 할 수 없게 된다(실행증)'

'눈에 보이는 것, 들리는 것이 무엇인지 모른다(인식불능증)'

등 여러 가지 장애와 증상으로 일상생활에 지장이 있는 상태를 말한다.

치매는 여러 질병 때문에 발생하기도 하는데, 그중에서도 가장 많은 것이 알츠하이머형 치매로 전체의 약 60% 정도를 차지한다.

그다음으로 많은 것이 혈관성 치매로, 20% 정도 된다.

혈관성 치매는, '혈관성'이란 말에서도 알 수 있듯이 뇌 내의 혈관이 막히거나 터진 결과 주변의 신경 세포가 손상을 입어 발생한 치매다. 즉, 뇌경색이나 뇌출혈이 일어난 후에 나타나는 치매이므로 혈관을 젊게 유지하는 것이 혈관성 치매를 막는 키포인트다.

이밖에 루이소체 치매, 전두측두엽 치매 등 인지 장애를 일으키는 질병은 사실 70종류 이상이나 있는데, 여기서는 가장 많은 알츠하이머형 치매에 관해 설명하겠다.

지금까지 알츠하이머형 치매는 혈관성 치매와 달리 혈

관 노화와 무관하다고 인식됐다.

그러나 최근 알츠하이머형 치매도 혈관과 깊은 연관이 있는 것으로 밝혀졌다.

✓ 알츠하이머와도 관련이 있는 당뇨병

알츠하이머형 치매와 혈관과의 관계에서 특히 주목해야 할 지점은, 혈관을 늙게 만드는 5대 악의 하나였던 당뇨병(고혈당)이다.

당뇨병이 있는 사람이 나중에 치매에 걸릴 위험 또한 크다는 사실은 예전부터 알려져 있었다. 최근에는 그 관련성이 더 명확해지면서 당뇨병의 3대 합병증(당뇨망막병증, 당뇨병성 신증, 당뇨병성 신경병증)에 치매가 추가되어 '제4의 합병증'으로 거론될 정도다.

당뇨병이 있으면 치매가 되기 쉬운 이유는 무엇일까?
그 중심에는 '인슐린의 활동 저하'가 있다.
알츠하이머형 치매는 아밀로이드β(베타)라는 불필요한 단백질이 뇌 안에 쌓여 뇌신경 세포가 손상되고 뇌가

위축되면서 발생한다.

한편, 혈당을 낮추는 호르몬으로 많이 알려진 인슐린은 세포가 포도당을 흡수하도록 돕는다. 즉, 혈당이 높아지면 인슐린이 분비되어 혈액 중의 포도당을 세포로 넣어줌으로써 혈당을 낮추는 역할을 하는 것이다.

포도당을 주 에너지원으로 사용하는 뇌신경 세포가 포도당을 흡수할 때도 인슐린이 작용한다.

그런데 당뇨병으로 인슐린이 부족하거나 인슐린의 작용이 나빠지면 뇌세포의 포도당 흡수 역시 원활하지 않게 된다.

그러면 어떻게 될지 쉽게 예측되지 않을까?

또, 인슐린은 세포 내에 아밀로이드β 축적을 억제하는 역할도 한다.

따라서 인슐린의 작용이 저하되면 뇌세포 내에 아밀로이드β가 상당히 축적되어 치매를 유발한다.

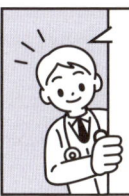
당뇨병이 아니라도 '숨겨진 고혈당'이라면 치매 예비군

당뇨병 진단 이력이 없는 사람도 마냥 안심할 수 없다. 공복 혈당치는 정상이지만 식후에 혈당치가 급상승하는 '숨겨진 고혈당'('식후 고혈당'이라고도 함)인 사람도 치매 발병 위험이 1.5배에서 5배 정도까지 높아지기 때문이다.

숨겨진 고혈당을 일으키기 쉬운 당뇨병이거나 또는 대사증후군인 사람은 인슐린의 기능이 저하되는 '인슐린 저항성'과 그로 인해 발생하는 '고(高)인슐린혈증'을 함께 겪는 경향이 있다.

인슐린 저항성이 있으면 지방 세포에서 유리지방산(遊離脂肪酸)이 방출된다. 그런데 이것은 앞에 말한 아밀로이드β를 분해하는 인슐린의 역할을 억제하므로 알츠하이머형 치매가 될 위험을 더 높인다.

게다가, 고(高)인슐린혈증은 뇌내 아밀로이드β의 축적을 촉진하는 염증성 사이토카인인 TNF-α(종양 괴사 인자 알파)을 생성하는 것으로도 알려져 있다.

이처럼 숨겨진 고혈당도 뇌 건강을 위협하는 것이다.

대부분 건강검진을 주로 공복 상태에서 받기 때문에 자신이 식후에 혈당이 오르는지 어떤지 모르는 사람이 꽤 많다. (그래서 '숨겨진'이라 표현하는 것이다.)

숨겨진 고혈당은 보통은 인지하기 힘들어서 3명 중 1명이 이런 상태라고 한다.

✅ '숨겨진 고혈당'인지 알아보는 방법

따라서 자신이 숨겨진 고혈당인지 알아보려면 일부러 식후 1~2시간이 지났을 때 혈당을 재봐야 한다. 이 방법이 가장 빠르고 확실하다.

가정용 혈당측정기를 약국에서도 구입할 수 있는데, 가격이 1만~2만 엔 정도라서 갑자기 선뜻 사기에는 좀 부담스러울 수 있다.

그래서 내가 추천하는 방법은 '손끝 셀프 측정실'을 활용하는 것이다.

여러분은 최근에 혈당치와 당화혈색소(HbA1c), 중성지방과 콜레스테롤 수치 등을 측정할 수 있는 별도의 작은 공간을 마련한 약국이 늘어나고 있다는 사실을 알고 있을까?

바로 그것이 손끝 셀프 측정실(정식 명칭은 검체측정실)이다.

일회용 채혈 키트로 손가락 끝을 찔러 아주 적은 혈액을 채취해 약사에게 건네면 그 장소에서 곧바로 분석해 주므로 10분 정도면 결과를 알 수 있다. 혈액 채취는 본인이 해야 하지만 약사가 곁에 있으므로 집에서 혼자 하는 것보다 안심도 된다. 비용도 한 항목 당 500~1,000엔 정도로 합리적이다.

모든 약국에 다 있는 것은 아니지만 현재 손끝 셀프 측정실은 전국에 2,000여 개 정도 된다. 인근 약국에 이 측정실이 있다면 꼭 활용해 보면 좋겠다.

단지, 약국에 따라 측정할 수 있는 항목이 다를 수 있으므로 혈당을 측정할 수 있는지 미리 확인하면 된다. 간혹 혈당 관련으로는 당화혈색소만 가능하다는 곳도 있기 때문이다.

✅ 고혈당 상태는 치매의 위험을 높인다

숨겨진 고혈당을 포함해 지속적인 고혈당 상태는 치매의 원인이 된다.

당뇨병은 자각 증상이 거의 없어서 치료는커녕 방치하기 쉽다. 따라서 당뇨병과 숨겨진 고혈당을 예방하려는 노력은 혈관 안티에이징은 물론 알츠하이머형 치매의 예방으로도 이어진다.

이런 모든 사실을 제대로 알게 되었으니, 앞으로는 달콤한 팥이 듬뿍 들어간 찐빵을 조금 덜 먹게 되지 않을까?

찐빵 하나를 먹으면 다른 사람보다도 빨리 '치매의 낭떠러지'에 가까워지는 셈이니 말이다.

모두가 한 걸음씩 가까워지는데 나만 두 걸음, 아니 다섯 걸음이나 가까워지는 것을 상상하면, 그래도 먹을 수 있을까?

아니면 담배의 위해성을 경고하는 문구처럼 찐빵이나 과자류의 포장 겉면에 '이 과자를 과도하게 먹으면 치매에 걸릴 위험이 커집니다'라고 적혀 있다면, 그래도 과연 먹을까?

아니, 당연히 먹지 않을 것이다.

'당뇨병이 됩니다'라는 말에 대해서는 식욕이 이길지 모르지만, '치매에 걸립니다'라 한다면 조금은 주저하게 될 것이다.

앞으로는 설탕이 듬뿍 들어간 달콤한 찐빵이나 과자를 보면, '치매의 낭떠러지'를 향해 고속으로 내달리는 자신을 상상해 보면 좋겠다.

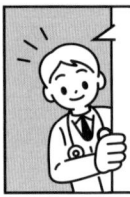

증상이 확실히 드러나지 않는 '숨겨진 심부전'의 공포

'숨겨진'이라고 하면 심부전도 예외가 아니다.

그래서 요양 지원, 요양 보호 등급을 받게 되는 원인 상위 3위에는 들어가지 않지만, 지금까지 설명했던 질병이나 장애 다음으로 많은 것이 바로 이 심장병이다.

앞의 1장에서 돌연사의 원인으로 가장 많은 것이 심장병이라고 했었다.

심장의 기능이 떨어져서 전신으로 충분한 혈액을 보낼 수 없는 '심부전'은 갑자기 강력한 증상이 나타나면서 돌연사하는 경우도 있는 한편 증상이 조금씩 조금씩 천천히 만성적으로 나타나는 경우도 있다.

급성 심부전은 강한 통증을 동반하므로 알아차리지 못할 수가 없지만, 만성 심부전의 경우는 진행이 느려서 증상이 확연히 나타나지 않는 만큼 그냥 컨디션이 나쁜가 하며 지나치기 쉽다.

그래서 만성 심부전을 '숨겨진 심부전'이라 부르는 것이다.

- 조금만 경사져도 숨이 찬다.
- 밤에 화장실에 가는 일이 늘었다.
- 발이 붓는다. (손가락으로 몇 초간 눌렀다 떼면 움푹 들어간 자국이 원래대로 돌아오지 않는다.)

이 세 가지 모두에 해당하는 사람은 스스로 알아차리지 못하는 사이에 심장의 기능이 떨어져 있을 수 있다.

심장의 펌프 기능이 떨어지면 혈액이 심장으로 돌아가기 힘들어지고 혈류가 정체된다. 이 정체된 혈액 속 수분이 혈관에서 폐로 스며들면 약간만 움직여도 숨이 차게 되고, 이 수분이 중력에 의해 아래로 아래로 내려가 고이면 발이 붓는다. 그러다 밤에 잘 때 몸이 중력에서 해방되면 발에 고여 있던 수분이 혈액과 함께 심장으로 돌아오고 이어서 신장(콩팥)으로 흘러가므로 밤중에 화장실에 가고 싶어지는 것이다.

모두 다 흔한 증상이므로 '나이 때문인가', '살이 쪄서 그런가'라며 대수롭지 않게 넘기기 쉽지만, 사실은 '숨겨진 심부전'인 경우가 빈번하다. 또한 이러한 심부전 때문에 쉽게 피로해지거나 잠들기도 힘들어져서 생활의 질도 확 떨어진다.

돌연사를 포함한 죽음을 멀리하고 요양 지원, 요양 보호 상태를 피하기 위해서도 심부전이 점진적으로 진행되지 않도록 혈관을 젊게 만들어야 하겠다!

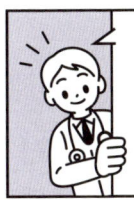

만성적인 폐질환 '숨겨진 COPD'도 요주의

숨겨진 고혈당과 숨겨진 심부전에 이어 '숨겨진' 시리즈는 또 있다. COPD(만성 폐쇄성 폐질환)도 숨어 있는 경우가 많기 때문이다.

COPD는 폐 속 기관지에 염증이 발생하여 기관지가 좁아지거나 기관지 끝에 있는 폐포가 손상되어 공기 흐름이 나빠지는 질병이다. 예전에는 만성기관지염이나 폐기종이라 불리던 질병들이 이제는 COPD라는 명칭으로 통합되었다.

COPD는 '만성'이라는 병명이 붙은 것처럼 수년에서 수십 년에 걸쳐 서서히 진행된다. 그래서 본인이 알아차리지 못하는 '숨겨진 COPD'도 많은 것이다. 국내 연구에 따르면 40세 이상의 8.6%인 약 530만 명이 COPD라 추정되지만 병원에서 COPD 진단을 받은 사람은 20만 명 전후에 불과하다. 그러나 500만 명에 가까운 사람들이

'숨겨진 COPD'인 것이다.

COPD와 사망 원인 상위 5위에 들어가는 폐렴 등 폐 관련 질병을 예방하고 개선하는 핵심은 금연과 운동이다. 둘 다 혈관 관리의 기본 중의 기본이 아닐 수 없다. 또 비만과 등이 굽은 자세도 폐를 압박하는 원인이므로 비만 해소와 자세 개선도 폐 질병 예방에 도움을 준다. 그리고 이 모두는 '100년 혈관'과도 통한다.

우리 병원에 내원한 70대의 어느 환자는 평소 거의 걷지 않는 생활을 하다가 결국 대사증후군이 되었고 여기에 COPD까지 발생해서 고농도의 산소를 코로 흡입하는 재택 산소 치료를 받게 되었다.

그분에게 "콧줄을 끼고서라도 어쨌든 운동이 중요해요"라고 권하며 산책을 일과로 하게 했더니 5년이 지난 지금은 대사증후군이 완전히 해소되어 당시보다 훨씬 건강해졌다.

COPD에 의해 손상된 폐는 현재의 의학으로는 원래대로 되돌릴 수 없다. 그래서 이 환자도 비록 산소 기기에서 벗어날 수는 없지만 매일 자신의 발로 1시간 가까이

꾸준히 걸은 덕분에 체력과 근력이 늘어서 숨 차는 증상이 한결 개선된 것이다.

힘들었던 호흡이 좀 나아지면 몸을 더 움직이고 싶어지고 그 덕분에 식욕도 생긴다. 요즘 어떻게 지내는지 물으니 그 표정부터 5년 전보다 훨씬 즐거운 생활을 하고 있음을 느낄 수 있었다.

그리고 생각지도 못한 보너스까지 있었다. 폐를 위해 걸었더니 혈관의 나이까지 젊어진 것이다.

이 말은 즉, 혈관사고는 물론 암과 치매와도 당연히 멀어졌다는 의미다.

✅ 혈관 관리는 폐에도 이롭다

이 케이스는 COPD라는 폐의 질병을 개선하기 위해 했던 노력이 혈관까지 젊게 만든 사례이며 당연히 그 반대의 패턴도 있다. 다시 말해, 100년 혈관을 목표로 생활하면 폐 관련 질병의 예방과 개선에 도움이 된다는 뜻이다.

전체 흡연율은 점점 낮아지고 있지만, 젊은 시절 담배

를 당연하게 피웠던 세대가 고령화되면서 COPD를 비롯한 폐의 질병이 증가했다.

- **자주 숨이 가쁘다.**
- **기침을 할 때 점액이나 가래 등이 나온다. (감기, 감염증일 때는 제외)**
- **예전보다 집 밖에 나갈 기회가 줄었다.**
- **지금까지 살면서 적어도 담배를 100개비는 피웠다.**

위의 해당하는 항목이 많을수록 COPD의 가능성은 커진다.

일단 손상된 폐는 원래로 되돌릴 수 없으므로 조기 발견과 조기 치료 및 관리가 중요하다. 해당하는 사람은 가장 먼저 금연을 하자. 그리고 몸을 움직여 체력과 근력을 키워서 숨이 차지 않는 몸을 만들자.

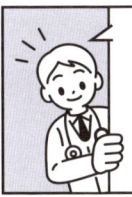

'100년 혈관' 만들기는 암 예방과도 통한다

 지금까지 '꽈당골골'의 '골골'의 부분 즉, 요양 지원과 요양 보호의 원인을 살펴보았다. '꽈당골골'이 되는 원인에는 관절 질환, 고령에 의한 쇠약, 골절·낙상, 치매, 뇌혈관 질환, 심부전, COPD 같은 다양한 질병이 있었는데 어느 것 하나 혈관과 무관한 것이 없었다. 그러니 이런 예방법 저런 예방법에 흔들릴 필요 없이 공통되는 딱 한 가지만 하면 된다. 바로 혈관력을 높이면 되는 것이다.

 이번 장의 마지막인 지금부터는 '사망'의 원인과 대책도 살펴보려 한다.

 오랫동안 사망 원인 1위를 차지하고 있는 '암'의 이야기를 앞에서는 하지 않았다.

 흔히 두 사람 중 한 사람은 암이라고 할 정도이니 '암은 피할 수 없는 것'이라 여기는 사람도 있을 것이다.

 하지만 정말 피할 수 없는 암, 즉 유전성 암은 전체의 5%

==밖에 되지 않는다.==

==남은 95%는 피할 수 있는 암이다. 그리고 이는 나쁜 생활 습관으로 인해 발생한 생활습관병이다.==

이 말을 듣고 '아니 아니, 그럴 리가 없어'라고 생각하는 사람도 있을 것이다.

확실히 '가족력'이라는 말에 고개를 끄덕일 만큼 암에 걸린 사람이 유독 많은 집안이 없지는 않다. 이러한 부분을 의학적으로는 '가족집적성의 암' 또는 '가족성의 암'이라고 부른다.

그런데 이는 유전 때문이 아니다. 같은 집에서 태어나 자랐기에 같은 생활 습관을 공유하게 된 것이 원인일 경우가 많다. 타고난 운명이 아니라 후천적으로 몸에 밴 것이라는 의미다.

여기서 생활 습관의 변화로 최근 들어 남녀 모두에게 증가하고 있는 대장암을 예로 들어보겠다.

위암, 폐암, 유방암 등 다양한 암 중에서도 새로 암 진단을 받은 사람의 수[이환(罹患)의 수]가 가장 많은 것이 대장암이다.

대장암도 그 원인의 상당 부분이 나쁜 생활 습관에 있

다고 보고 있다. 생활의 서구화 및 근대화에 따라 식사와 운동, 기호품 등의 변화가 발병 위험을 높였다는 것이다. '세 살 버릇 여든까지 간다'라는 속담처럼 한번 몸에 밴 생활 습관이 동일 가족 내의 대장암 발병 위험을 높인다.

☑ 대장암의 위험을 높이는 생활 습관

그렇다면 대장암이 되기 쉬운 생활 습관이란 무엇일까?

①**적색육이나 가공육의 과도한 섭취**
②**운동 부족**
③**음주**
④**흡연**
⑤**비만**

이 다섯 가지가 대장암 발병 위험을 높인다는 것이 의학계에선 이미 상식이 되었다.

우선, 적색육이란 소·돼지·양 등의 고기이고 가공육은 베이컨이나 햄, 소시지 등을 말한다. 적색육이나 가공육의 과도한 섭취는 대장암뿐 아니라 혈관병인 심장병의 위험을 높이는 것으로도 이미 알려져 있다.

그러나 단백질을 충분히 섭취하는 것도 매우 중요하므로, 어디까지나 '과도하게 먹는 것'을 경계하자는 뜻이다. 따라서 적색육, 가공육을 매일 80g 이상 먹고 있다면 식습관을 점검해야 한다. 또 조리가 간편한 가공육보다는 신선육을 섭취하자. 신선육도 돼지고기나 소고기만 먹을 게 아니라 닭고기도 선택하고 '어제는 고기였으니까 오늘은 생선을 먹자'처럼 고기와 생선을 번갈아 먹으면 적색육·가공육을 지나치게 먹지 않을 수 있다.

남은 네 가지인 운동 부족, 음주, 흡연, 비만도 혈관을 늙게 만드는 요인이다.

술에 관해서는, 소량의 알코올이 심근경색 등의 심혈관 사고를 줄인다는 데이터가 있긴 하다. 하지만 뇌졸중과 암 발생 위험은 섭취한 알코올의 양에 따라 비례하여 높아진다는 사실이 이미 밝혀졌으며, 이제는 적정량이라는 개념 자체가 점점 사라지는 추세다. 따라서 일종의 타협점으로써 제안한다면, 남성이라면 맥주는 500ml 한 병 정도, 정종은 180ml 정도, 소주는 90ml 조금 안 되게, 와인은 2잔 정도가 그나마 하루 적정량이라 할 수 있겠다. 여성은 남성 적정량의 절반을 기준으로 하자.

이렇게 살펴보면, 대장암의 발병 위험을 높이는 생활 습관과 혈관을 늙게 만드는 생활 습관이 거의 같음을 알 수 있다. 따라서 혈관을 젊게 유지하는 생활 습관을 실천하면 자연히 대장암(이라기보다는 암 전반)의 예방으로도 이어지지 않을까?

대장암은 대장에 생기는 암인 만큼 '매일 요구르트를 먹어서 장내 환경을 좋게 만들면 피할 수 있지 않을까?', '배변이 잘 되면 도움이 되지 않을까?'라고 생각하는 사람도 있을 것이다.

물론 장내 환경도, 원활한 배변도 중요하다. 하지만 그것만으로는 막을 수 없다.

대장암을 예방하는 최선책은 혈관력을 끌어올리는 생활 습관을 실천하는 것이다.

왜냐면 건강을 위협하는 생활 습관들이 서로 겹치는 이유도 있지만, 대장이라는 장기(臟器)에 산소와 영양분을 공급하여 제 기능을 할 수 있도록 뒷받침해 주는 것 역시 혈관이기 때문이다.

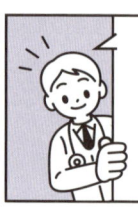
'인생 100세 시대'를 굳건히 뒷받침하는 혈관력

인생 100세 시대, 100살까지 산다는 건 현재 80세인 사람은 앞으로 20년을 더 산다는 의미다. 50세라면 앞으로 50년이라는 시간이다. 정년을 넘겼어도 우리 인생은 여전히 계속된다.

'그래, 그렇다고들은 하는데, 벌써 내 몸은 탈이 나기 시작했는걸…'처럼 생각하는 사람도 있을 것이다.

그러나 약한 부분이 있다는 사실이 결코 나쁜 일만은 아니다.

건강에 자신 있는 사람일수록 자기 체력을 과신해서 평소 무리하는 경향이 있기 때문에 어느 날 갑자기 중병에 걸리는 사례를 자주 목격하게 된다. 반대로 약한 부분이 있으면 오히려 건강에 신경을 쓰는 법이다. 그러므로 건강하지 않은 부분을 스스로 자각하는 게 무척 중요하다고 생각한다.

나는 병원에 온 환자에게 혈관의 상태를 벚나무에 빗대어 설명할 때가 있다.

대동맥이 '줄기', 신체 말단에 있는 동맥이나 정맥, 모세혈관이 '가지와 잎'에 해당한다. 꽃 하나하나는 뇌, 심장, 폐, 소·대장, 뼈와 같은 장기다.

줄기와 가지, 잎이 건강한 상태라면 꽃잎 하나하나 그 구석구석까지 영양분이 제대로 충분히 전달되므로 그 나무가 몇 년을 살았든 아름다운 꽃이 핀다. ==오래 살아 둥치가 한아름이 넘는 벚나무가 흐드러지게 만개한 꽃을 피울 수 있는 이유도 건강한 줄기, 가지 그리고 잎을 유지하고 있기 때문이다.==

하지만 줄기나 가지 혹은 잎이 어떠한 원인으로 건강을 잃는다면 어떻게 될까?

그렇다면 눈부시게 아름다운 '만개한 벚꽃'을 피울 수 없을 것이다.

우리 몸도 이와 똑같다. 줄기, 가지, 잎, 즉, 전신의 혈관 건강이 모든 것의 기본이다. 혈관이 건강하면 영양분이 우리 몸 세포 하나하나 구석구석에까지 잘 전달되어 모든 장기가 건강을 유지할 수 있다.

이 '줄기와 가지 그리고 잎부터 건강하게 하는 것'을 우리의 몸으로 바꿔 말하면 '혈관을 젊게 만드는 것=100년 혈관을 만드는 것'이라 할 수 있다.

그리고 '100년 혈관'을 만든다는 의미는 혈관을 젊게 관리하는 것을 뜻한다.

'혈관이 탄력 있게 확장되는 것'
'혈관의 내벽이 매끄러워 혈액 순환이 원활해지도록 하는 것'이라 두 가지를 모두 겸비한 '혈관력'을 키우는 것이다.

그러나 우리가 직접 혈관을 보고 만져볼 수는 없다.
그렇다면 어떻게 혈관 관리를 해야 할까?

- **혈관력을 낮추는 식사를 피하고, 혈관력을 높이는 식사로 바꾼다.**
- **혈관력을 높이는 질 좋은 수면을 취하고, 혈관력을 낮추는 스트레스를 줄인다**
- **혈관력을 높이는 운동을 한다**

이렇게 총정리할 수 있다.

혈관력에 주목해서 건강 관리를 하면 돌연사 같은 수명을 위협하는 요인은 물론 치매나 만성 통증처럼 삶의 질을 떨어뜨리고 건강 수명을 위협하는 요인까지 모두 예방할 수 있다.

자, 지금부터 그 구체적인 방법을 알아보자.

3장

'100년 혈관'을 만드는 음식과 먹는 방법

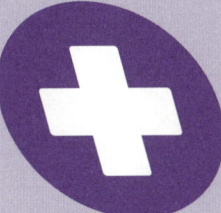

100년 혈관을
만드는 법

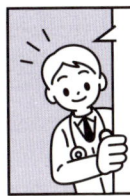

'100년 혈관'을 만드는 기본은 '느슨한 당질 제한'

지금부터는 실천편이다!

이번 장에서는 혈관 관리의 3대 핵심 중 하나인 식사를 섭취하는 방법에 대해서 설명하겠다.

혈관을 젊어지게 하는 식사법, 그 첫 번째는 '당질 섭취법'이다.

당질(=밥, 빵, 면류, 감자류, 달달한 과자, 사탕 등)은 먹으면 체내에서 모두 포도당으로 분해되어 혈당을 높인다. 즉 식후 고혈당(숨겨진 고혈당)을 일으키는 장본인인 것이다.

당질 과다 식사는 혈당의 급상승과 급하락을 일으켜 혈관을 점진적으로 손상시킨다. 혈당이 오르면 췌장(이자)이 인슐린을 분비해서 혈당을 내려주는데, 식사할 때마다 대량의 인슐린을 분비해야 한다면 결국 췌장은 지쳐

버린다. 그래서 인슐린의 분비량이 줄거나 인슐린의 효과 자체가 떨어지게 되고 그러면서 당뇨병으로 진행되는 것이다.

따라서 그 옛날 까까머리 소년이 한 끼 식사로 선택하기 쉬운 '라면+밥 세트'나 '우동+미니튀김 덮밥 세트'처럼 더블 탄수화물 메뉴는 이젠 당치도 않다.

여성도 비록 먹는 양은 적을지 몰라도 샌드위치와 과자, 파스타와 빵, 우동과 과일처럼 과도한 당질로 기울어진 메뉴였다면 이제부터 고쳐보자.

최근에는 '당질 제한식'이 다이어트 방법으로 완전히 정착된 듯싶은데, 이에 관한 내 생각은 좀 다르다.

자세히 말하자면,
- 식후에 혈당치가 급상승되어 혈관이 손상되면 안 되니까 당질은 삼가는 편이 좋다.
- 그렇지만 포도당도 우리 몸에 필요한 에너지원이기 때문에 '끊는 것'은 안 된다.
- 따라서 밥을 절반으로 줄이거나, 하루 세 끼 중 한 끼는 탄수화물을 빼는 정도가 좋다.

이른바 '느슨한 당질 제한식'이 좋다고 생각한다.

오늘날은 당질을 너무 많이 섭취해서 내장지방이 늘고 혈당도 높아 혈관이 늙고 있는 사람들이 증가하고 있다. 따라서 당질은 삼가는 게 맞다. 그러나 전혀 먹지 않는 것은 오히려 몸에 해롭기 때문에 섭취량을 조금 줄이는 방법을 제안하는 것이다.

이 방법을 저자 자신도 실천하고 있으며, 환자들에게도 권하고 있다.

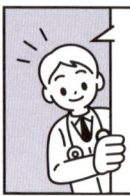

탄수화물은 '온(溫)보다는 냉(冷)' '흰색보다는 갈색'

 '느슨한 당질 제한식'을 권하면서 밥은 절반으로 줄이고 아침·점심·저녁 중 한 번은 탄수화물을 빼자고 하면 지금까지 더블 탄수화물 메뉴를 즐겨 먹거나 밥공기가 넘칠 만큼 고봉밥을 먹던 사람은 듣기만 해도 괴로울지 모르겠다.

 그렇다고 '오늘부터 밥을 절반으로 줄여야 하니 대신 간식을 늘리면 좋겠다'고 부인에게 말을 꺼냈다간 되레 좋은 소리는 못 들을 테고 말이다.

 아무래도 습관이 되려면 무리하지 않고 지속할 수 있어야 한다.

 그래서 '줄이기'가 어려울 때 제안할 수 있는 것이 '선택하기'이다.

 즉, 주식을 선택하자는 뜻이다.

 그 기본은 바로 이것이다. GI 지수가 낮은 탄수화물을 고르는 것이다.

GI란 글리세믹 인덱스(Glycemic Index)의 약자로, 음식을 섭취한 후 혈당이 상승하는 정도를 나타내는 수치다. 포도당 50g을 섭취했을 때 혈당의 상승도를 '100'으로 기준 잡고, 다른 식품의 당질 50g을 섭취했을 때 혈당이 얼마나 상승했는지 그 정도를 상대적으로 표시한 것이다.

GI 지수가 100에 가까운 식품일수록 혈당이 오르기 쉽고, GI 지수가 낮은 식품일수록 혈당이 오르기 어렵다.

다만, 어디까지나 해당 식품을 당질 50g만큼 먹었을 때의 상대치이므로 '한 끼 분'이나 '1개 분'이 절대 아니라는 점에 주의해야 한다.

그럼에도 당질을 많이 포함한 탄수화물을 고를 때 일종의 좋은 선택 기준이 되어 줄 것이다.

GI 지수를 외우는 게 귀찮다면, 정제(精製)가 낮은 곡물을 고르는 방법도 있다.

백미보다는 현미나 배아미(胚芽米), 찰보리를 선택한다.

그래서 정제된 밀가루로 만들어진 하얀 빵보다 호밀빵이나 통밀빵을 주로 선택한다. 즉, 하얀 탄수화물보다는 갈색

탄수화물이다.

한 가지 추가하자면, 특히 빵을 고를 때는 롤빵처럼 말랑말랑한 빵보다 호밀빵처럼 좀 씹어야 하는 빵이 좋다. 잘 씹어 먹어야 하는 음식일수록 포만중추가 자극되어 과식을 막을 수 있기 때문이다.

게다가 부드럽고 살살 녹는 빵을 먹다 보면, 처음에는 한 개만 먹을 생각이었는데 어느새 두 개가 되고 세 개가 되다가 모두 먹고 나면 어쩐지 나른해지고 졸음이 쏟아졌던 경험이 있을 것이다.

그 이면에는 혈당의 급상승이 숨겨져 있을지도 모른다. 식사로 혈당이 급상승해 인슐린이 대량으로 나오면 이렇게 나른하게 졸음이 쏟아지기도 한다.

한편, 차갑게 식힌 면을 시원한 국물 소스에 찍어 먹는 '자루우동'을 먹을까, 국물까지 따뜻한 '온(溫)우동'을 먹을까 고민한다면 '자루우동'을, 보통의 '파스타'와 '냉파스타' 중에서 무얼 먹을까 고민한다면 '냉파스타'를 추천한다.

당질의 하나인 전분(녹말)은 한번 열을 가한 뒤에 차게 식으면 그 부분이 '저항성 전분'이라 불리는 '소화되지 않는 전분'으로 바뀐다.

주요 탄수화물의 GI 지수

밥		빵		면류	
떡	85	단팥빵	95	쌀국수	88
흰쌀	84	바게트빵	93	우동	85
찹쌀	80	식빵	91	인스턴트라면	73
붉은 팥밥	70	버터롤	83	소면	68
배아미	70	난 (인도 납작빵)	82	메밀국수	54
현미	56	베이글	75	스파게티	65
오곡밥(잡곡)	55	크루아상	68	중화면(생면)	61
		호밀빵	58	스파게티 (통밀스파게티)	50
		통밀빵	50		

저항성 전분은 소장에서 소화되지 않고 대장까지 도달해서 식이섬유와 같은 역할을 한다. 즉 당의 흡수 속도를 늦추는 것이다.

갓 나온 뜨끈한 음식을 좋아하는 사람에게는 유감스러운 말이지만, 갓 지은 밥보다는 차가운 밥이 좋다. 또는 쌀, 밀(소맥), 감자처럼 전분이 많이 포함된 탄수화물을 먹을 때에는 따뜻한 것보다는 차가운 걸 먹는 쪽이 혈관에 더욱 이롭다.

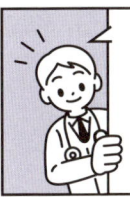
수용성 식이섬유를 내 편으로 만든다

 따뜻한 '온(溫)우동' 말고 차가운 '자루우동', 갓 지은 밥 말고 찬밥이 좋은 이유는 우동이나 밥에 포함된 전분의 일부가 저항성 전분으로 바뀌어 식이섬유 같은 역할을 하기 때문이라고 했다.
 그럼, 식이섬유가 좋다는 말일까?
 그렇다. 식이섬유는 '100년 혈관'에서 빠질 수 없는 영양소다.
 식이섬유에는 '불용성 식이섬유'와 '수용성 식이섬유'의 두 종류가 있다.
 둘 다 중요하지만, 혈관 관리 차원에서 보다 중요한 것은 수용성 식이섬유다.

 물에 녹는 수용성 식이섬유는 식품의 수분을 흡수해서 묵직한 젤리 같은 상태가 된다. 그래서 위장 속을 천천히 통과하므로 위(胃)에 머무는 시간이 길고, 소장에서의 영양소 흡수를 늦춘다. 또 흡착성도 있어서 몸안의 불필요한 물질들을 체외로 배출시킨다.

그래서 다음과 같은 효과를 기대할 수 있다.

- **당과 지질의 흡수를 늦춰서 식후 고혈당을 막는다.**
- **남은 콜레스테롤을 흡착·배출해서 이상지질혈증을 예방한다.**
- **과도한 나트륨을 흡착·배출해서 고혈압을 예방한다.**

즉 혈관 노화의 주범을 제거하는 것이다.

게다가 수용성 식이섬유는 소화되지 않고 장(腸)까지 도달해 장내에서 유익균의 먹이가 된다. 그렇게 되면 유익균이 늘어나 장내 환경도 개선된다.

이뿐만이 아니다. 유익균이 수용성 식이섬유를 먹이로 먹고 '단쇄지방산'이라는 것을 만들어내는데, 단쇄지방산은 우리 몸에서 여러 가지 '좋은 일'을 해 준다는 사실이 밝혀졌다.

- **장내를 약산성(弱酸性)으로 만들어 대장의 장벽 기능을 강화한다.**

- 장(腸)의 연동 운동을 활발하게 한다.
- 인슐린 분비를 촉진하는 소화관 호르몬의 분비를 돕고 혈당 상승을 억제한다.
- 식욕을 억제한다.
- 지방세포에 지방이 축적되는 것을 억제한다.

살펴보면, 혈관 건강과 전신 건강에 모두 좋은 효과들이지 않은가? 모두 단쇄지방산의 기능으로 밝혀진 사실들이다.

이러한 단쇄지방산의 장점을 얻기 위해서는 수용성 식이섬유가 반드시 필요하다.

✅ 식사의 시작은 식이섬유부터

수용성 식이섬유의 장점은 여러 가지가 있는데, 혈관 관리 차원에서 살펴보면 당 흡수를 늦춰줘서 식후 고혈당을 억제해 준다는 점이다.

따라서 그 효과를 최대한으로 얻으려면 식사 초반에 먹는 것이 좋은데, 이것을 '베지퍼스트(채소부터 먹기)'라고 부른다.

　수용성 식이섬유가 풍부한 음식은 오크라, 참마, 나도팽나무버섯(나메코), 낫토 같은 다소 끈적끈적한 식품, 다시마, 미역 같은 해조류, 양파, 마늘, 우엉, 아보카도, 방울양배추 등의 채소, 숙성된 키위, 사과, 귤 등의 잘 익은 과일, 말린 무화과 등이다.
　기억하자.
　수용성 식이섬유가 풍부한 식품을 먼저 먹는 게 중요하다. 따라서 채소 샐러드 또는 채소를 듬뿍 넣어 끓인 국이 아니어도 오크라만 넣은 된장국이나 낫토, 미역국도 괜찮다. 수용성 식이섬유가 풍부한 아보카도도 조리하기에 간편해서 좋은 것 같다.
　아보카도를 절반으로 자르고 여기에 올리브 오일과 약간의 간장을 섞은 소스를 살짝 끼얹어서 스푼으로 그냥 떠먹어도 맛있다. 나는 베지퍼스트 대신 키위퍼스트로 식전에 키위 1개를 먹기도 한다.
　배가 고프면 자신도 모르게 밥이나 빵 같은 탄수화물부터 먹고 싶어질 텐데 그럴수록 일단 꾹 참자. 탄수화물이야말로 혈당을 갑자기 쑥 올리기 때문이다.

강조하는데, 탄수화물은 가장 먼저 먹어서는 안 된다. 꼭 '식이섬유부터 먹기'를 습관화하자.

수용성 식이섬유는 변비 예방에도 필수적이다. 변비도 혈관 노화의 근원이기 때문이다.

변비가 되면 장내에서 유해균이 늘어나고 이들이 만들어내는 유해 물질과 가스도 늘어난다. 이러한 유해 물질과 가스가 장(腸)에서 혈관으로 이동하면 혈관을 손상시킬 수 있다.

그러므로 수용성 식이섬유는 변비를 예방하는 측면에서도 혈관 건강에 기여한다.

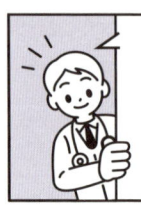

혈당의 급상승을 막는 '소이퍼스트'

식사의 시작은 수용성 식이섬유가 풍부한 것부터 먹는 것이 '100년 혈관 식사'의 기본이다. 그런데 회식이나 잔치, 가벼운 술자리처럼 음식을 고를 수 없는 경우도 있다.

그럴 때를 대비해 식사 전에 일부러 한 가지 음식을 미리 먹어두는 것도 대안이 될 수 있다.

이때 추천하는 것이 대두다.

대두에는 식이섬유도 비교적 풍부하고 근육뿐 아니라 혈관을 만드는 재료인 단백질, 뼈에서 칼슘이 빠져나오는 것을 억제하는 이소플라본(Isoflavon), 다양한 비타민과 미네랄 등 여러 영양소가 풍부하게 들어 있다.

또 대두 특유의 알싸한 맛의 주성분인 '대두 사포닌'은 당이 소장에서 흡수되는 것을 억제하는 작용을 한다. 대두를 먹으면 식이섬유와 대두 사포닌의 더블 효과로 당 흡수 속도가 지연되어 혈당의 급상승을 막아주는 것이다.

저자는 대두를 식전(또는 식사 첫 순서)에 먹는 것을 '소이퍼스트'라고 부르는데, 다음과 같은 방법으로 실천하고 있다.

- 낫토 1팩을 먼저 먹는다.
- 식전에 두유를 먹는다.
- 익힌 대두를 떠먹는 요구르트나 수프에 넣어 먹는다.

두유는 가공 단계에서 식이섬유의 양은 줄어들지만, 대두 사포닌의 효과는 여전하므로 안심해도 된다. 무엇보다 부담 없이 먹을 수 있어서 좋다. 그러나 단맛이 첨가된 두유는 당연히 당질이 높을 테니 되도록 피하면 좋겠다.

나는 시중에서 파는 팩 포장된 익힌 대두를 언제나 상비하고 있다. 100g에 100엔 정도라 가격도 부담 없고 슈퍼마켓이나 편의점에서도 쉽게 살 수 있다. 씹으면 씹을수록 은근히 달콤해져서 맛도 있다. 이 익힌 대두를 인스턴트 수프에 넣어 먹거나 절반 정도를 전자레인지에 20초 정도 데워서 무설탕 떠먹는 요구르트에 섞어 먹는 방법도 괜찮다. 식전에 먹는 소이퍼스트로도 좋고 간식 대용으로도 추천한다.

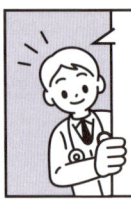
혈관을 젊게 만드는 오일 선택법

최근에 오일 섭취 방법에 대한 관심이 높아진 것 같다. '오메가3', '오메가6'라는 이름도 텔레비전에 자주 나오고 슈퍼마켓에 가면 아예 겉면에 '오메가3'라고 크게 적혀 있는 제품도 눈에 띈다. 그래서인지 건강에 별다른 신경을 쓰지 않던 이들도 "오메가3가 몸에 좋다네요"라며 먼저 말할 정도다.

그런데 좋은 이유까지 알고 있을까?

오메가3가 좋은 이유를 설명하기 전에 우선 기본 개념부터 살펴보자.

우리가 흔히 '오일'이나 '기름' 또는 '지방'이라 부르는 것들은 우리 몸에 아주 중요한 '지질'이라는 성분이다. 이 지질에는 크게 두 종류가 있다.

상온(常溫)에서 굳는 '포화지방산'과 상온에서 액체 상태로 있는 '불포화지방산'이다. 그리고 불포화지방산은 다음과 같이 다시 세 가지로 나뉜다.

- 올리브오일 등에 많이 함유된 '오메가9 지방산'
- 생선 기름, 아마씨유, 들기름, 호두 등에 많이 함유된 '오메가3 지방산'
- 콩기름, 옥수수유, 홍화씨유, 해바라기씨유 등에 많이 함유된 '오메가6 지방산'

이 중에서 오메가3 지방산은 체내에서 EPA(에이코사펜타엔산)와 DHA(도코사헥사엔산)로 전환되어 몸속 염증을 억제한다는 사실이 밝혀졌다.

혈관 노화는 고혈압, 고혈당, 이상지질혈증, 흡연 등으로 인해 혈관 안쪽 면에 있는 내피세포가 손상되는 것이 원인이라고 앞에서 설명했다. 이런 상황에 놓인 혈관은 그야말로 만성 염증 상태에 빠져 있다.

그러므로 염증을 억제하는 EPA와 DHA는 혈관을 젊게 만드는 해결사인 것이다.

한편 오메가6 지방산은 '아라키돈산'으로 바뀌는데, 이는 너무 많이 먹으면 염증을 촉진한다.

그런데 오메가3 지방산, 오메가6 지방산은 체내에서는 만들어지지 않는 필수 지방산이기 때문에 둘 다 필요하다. 중요한 건 그 비율인데, 이상적인 비율은 서로 비슷하게 섭취하는 것이다.

그런데 ==많은 사람이 압도적으로 오메가6 지방산을 많이 먹고 있다.==

예를 들면, 조리용 식용유는 대부분이 오메가6 지방산이다.

반찬 가게 음식이나 가공식품에 사용된 기름도 거의 오메가6 지방산으로 볼 수 있다.

과자나 빵, 드레싱 등 제품의 원재료명을 체크해 보자. '식물성 유지'라고 적혀 있는 걸 볼 수 있을 텐데, 이것도 대부분이 오메가6 지방산이다.

또, 어떤 제품에는 악명 높은 '트랜스지방산'이 포함된 경우도 있다.

트랜스지방산은 염증의 근원이 되며, 많이 먹으면 비만과 당뇨병, 심장병을 일으키기 쉽다. 다시 말해, 절대 먹을 필요가 없는 기름이다.

✅ 가열 조리 때 추천하는 오일

다시, 오메가3 지방산과 오메가6 지방산 이야기로 돌아가보자.

우리는 눈에 직접적으로 보이지 않는 기름까지 포함해서 자신도 모르는 사이에 오메가6 지방산을 너무 많이 먹고 있다. 그러므로 직접 오일을 선택해야 할 때는 오메가6 지방산이 아니라 오메가3 지방산인 아마씨유나 들기름 등을 선택하길 바란다.

그런데 여기서 한 가지 조심할 점이 있다.

오메가3 지방산은 열에 약해서 가열하는 조리에는 적합하지 않다는 점이다.

평소에 기름에 볶거나 굽는 가열 조리에는 나쁜 콜레스테롤을 줄여주는 올리브오일을 사용하자. 단 엑스트라 버진 올리브유는 고온의 조리에는 적합하지 않으므로 퓨어 올리브오일을 권한다.

올리브오일의 주성분인 올레인산은 착한 HDL콜레스테롤은 낮추지 않고 나쁜 LDL콜레스테롤을 낮추는 효과가 있는 반면, 체내에서 아라키돈산으로 바뀌는 오메가6

지방산의 함유율은 적다. 따라서 가열 조리에는 발연점이 높은 퓨어 올리브오일을 사용하자.

샐러드 드레싱이나 디핑 소스, 주스나 수프에는 가열하지 않은 오일을 그대로 넣어 먹기도 하는데 이럴 때 오메가3 지방산인 아마씨유나 들기름도 사용하자.

줄여야 할 기름(오메가6 지방산)과 늘려야 할 기름(오메가3 지방산) 그리고 되도록 먹지 않아야 할 기름(트랜스지방산)을 신경 쓰고 의식하는 게 중요하다. 이 세 가지를 잘 지키면 혈관 건강에 좋을 뿐 아니라 피부 건강에도 그 효과가 즉각적으로 나타나 겉모습까지 젊어질 것이다.

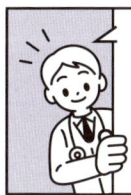

아마씨유, 들기름에 추가해서 '생선'도 플러스

"오메가3 지방산을 신경 써서 챙겨 드세요."

이렇게 추천하면 '오늘 당장 아마씨유를 사야겠구나!'라며 실천하는 분이 많은데, 우리가 잊지 말아야 할 포인트는 EPA와 DHA가 하는 역할이다.

앞에서 EPA, DHA는 염증을 억제한다고 했는데, 항염증 측면에는 DHA가 더 높다.

한편, EPA는 혈관을 탄력적으로 이완시켜 혈압을 낮추고 혈전 생성을 억제한다. 또 혈중 지질(콜레스테롤, 중성지방)의 균형을 유지하며, 적혈구의 유연성을 높여 혈류를 원활하게 만드는 등 그야말로 혈관력(血管力)을 끌어올리는 다재다능한 일꾼이다.

기억하자.

오메가3 지방산은 그 일부가 체내에서 EPA와 DHA로 바뀐다.

그러므로 '먹어야 할 오일'인 것이다.

그런데 아마씨유나 들기름을 된장국에, 수프에 쪼르륵 넣어 먹어도 겨우 1~2g 정도밖에 안 된다.

그중 체내에서 EPA와 DHA로 바뀌는 건 거기서 10~15% 정도 될까?

섭취량을 늘리기 위해 무쳐 먹고, 뿌려 먹고, 끼얹어 먹어도 그 정도 갖고는 아무래도 부족하다.

그래서 역시 생선도 챙겨 먹으면 좋겠다.

생선 기름 속 EPA와 DHA는 별도의 전환 과정 없이 우리 몸이 바로 활용할 수 있기 때문이다.

따라서 생선을 먹을 때는 자체 기름까지 함께 먹어야 효과를 제대로 기대할 수 있으므로 내가 가장 추천하는 방법은 생선회나 카르파쵸, 생선 탕탕이처럼 날것으로 먹는 것이다. 혹시 날것이 싫다면 기름이 빠져나가지 않도록 종이 포일에 감싸 익히거나 생선을 넣은 지리탕 등으로 먹자.

더욱 간편한 것은 통조림이다.

최근에 **고등어 통조림, 꽁치 통조림**이 다시 인기를 끌고 있다고 한다.

값이 저렴하고 보존이 편리하며 기름을 포함한 영양분을 그대로 섭취할 수 있는 장점 때문이다. 아예 뼈까지 부드럽게 조리되어 있기 때문에 뼈째 먹을 수 있어서 골다공증 예방에 필수적인 칼슘도 보충할 수 있다. 그러니 무조건 활용하자. 단 오일과 함께 들어 있거나 다른 맛이 가미된 통조림에는 불필요한 기름이나 염분도 추가될 수 있으니 아주 심플하게 물로만 익힌 통조림을 골라 국물까지 전부 활용하자.

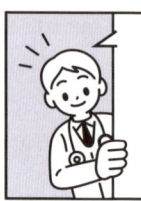

혈관 건강을 돕는 육류를 제대로 먹는 방법

생선에 대해 이야기했으니, 이번에는 육류에 관해 이야기해 보겠다.

30대, 40대, 50대의 젊은 사람 중에는 육류를 너무 많이 먹어서 중성지방과 콜레스테롤이 지나치게 높은 사람이 있는 반면, 시니어는 중요한 단백질원인 육류를 너무 안 먹어서 실제 자기 나이보다 훨씬 더 근육량을 잃은 사람이 적지 않다.

단백질원을 확실히 먹어야 근육량을 늘리고 혈관을 튼튼하게 할 뿐 아니라 낙상과 골절로 요양 보호 상태가 되는 것을 막을 수 있다. 또 치매나 암 같은 질병과 요실금 같은 생활의 질을 좌우하는 증상을 예방하고 개선할 수 있다. 나아가 수명 그 자체를 연장하는 데에도 도움이 된다.

따라서 육류는 결코 피할 대상이 아니다. 오히려 제대로 먹어야 한다. 아주 조금만 먹는 방식에 신경을 쓰면 혈당을 올릴 일도 없고 혈관이 노화될 일도 없다. 혈관 입장에서도 육류는 중요한 단백질원이므로 젊은 혈관이 될 수 있다며 반기지 않을까?

우선, 양념은 심플하게 하자.

닭꼬치 구이라면 양념 소스보다는 소금을 사용하자. 스테이크처럼 구워 먹을 때도 소금·후추나 허브솔트, 유자고추 소스, 레몬즙 등으로 심플하게 맛을 내자.

함박스테이크나 고기완자는 만들 때 잘 뭉쳐지라고 밀가루나 전분 가루를 쓰기 때문에 그만큼 당질이 늘어나지만, 살다 보면 이게 먹고 싶은 날도 있을 것이다. 그럴 때는 데미글라스 소스나 달콤 짭짤한 디핑 소스보다는 곱게 간 무 또는 양파에 폰즈 소스를 잘 섞어 고기에 살짝 끼얹어 먹는 등 자극적이지 않은 깔끔한 양념으로 바꿔 당질과 염분 섭취를 줄이자.

곱게 간 무와 양파는 귀중한 식이섬유(게다가 수용성 식이섬유도 많다!)를 듬뿍 먹을 수 있다는 장점도 있다.

다음으로는 조리법이다.

생선 기름은 EPA와 DHA가 풍부하므로 그대로 먹어

야 좋다고 앞에서 설명했지만, 육류의 기름은 포화지방산의 비중이 높기 때문에 너무 많이 먹으면 혈액 속 중성지방과 나쁜 콜레스테롤이 증가한다. 그러므로 기름이 잘 빠지도록 그릴에 구워 먹거나 프라이팬에 익히면서 빠져나오는 기름을 키친타올로 닦아내는 등 불필요한 기름을 먹지 않도록 신경 쓰면 건강하게 먹을 수 있다.

참고로, 튀김은 당질이 가득한 튀김옷으로 겉을 감싼 데다가 튀길 때 쓰는 기름 대부분이 오메가6 지방산이다. 또 어떤 기름이든 고온에서 튀기면 산화가 진행되어 '과산화지질'을 만들고 이는 다시 체내에서 주변에 있는 지질을 산화시킨다.

그리고 이 역시 혈관 노화의 근원이 된다.

그런 튀김에 당질 가득한 소스나 케첩을 뿌려 먹는다면… 더 말할 것도 없지 싶다. 권하지 않는다.

ⓒ 먹으면 좋을 육류, 피하면 좋을 육류

육류라고 통틀어 말해도 닭고기, 돼지고기, 소고기, 양고기 등이 있고 닭고기만 해도 닭안심, 닭가슴살, 닭다리

살 등 부위까지 따지면 이렇게 다양한데 이 중에서 뭐가 좋을까?

닭안심은 지방(포화지방산)이 적고, 닭가슴살에는 피로 회복에 좋은 이미다졸 다이펩타이드(Imidazole Dipeptide)가 풍부하다. 돼지고기에는 피부와 점막 건강을 유지하고 당질이 에너지로 바뀌는 과정을 돕는 비타민 B가 풍부하다.

이렇게 고기마다 다양한 장점이 있으니, 특정 고기만 먹기보다 다양한 고기를 매일 같이 바꿔가며 먹는 편이 영양면에서도 치우치지 않을 것이다.

그리고 2장에서도 설명했듯이 가공육은 줄이는 편이 좋다. 가공육은 염장이나 훈제 등 그 제조 과정에서 발암 물질이 발생한다.

WHO가 2015년에 '가공육을 매일 50g씩 먹으면 대장암의 발병 위험이 18% 높아진다'고 보고했다. 그 이후에도 가공육과 암과의 관계를 뒷받침하는 보고가 연이어 발표되고 있다.

50g이란 햄이나 베이컨으로는 3~4장, 소시지로는 2~3개 정도로, 우리가 아침 식사 때 먹는 딱 그 정도의

양이다. 바쁜 아침에 조리가 간단한 가공육은 편리하긴 하지만, 그동안 아침 식사의 단골 메뉴였다면 이제는 다른 것으로 대체하자.

익힌 대두, 두유, 낫토 등 대두 제품도 양질의 단백질원이며 손쉽게 먹을 수 있으니 추천한다.

소고기, 돼지고기, 양고기 같은 적색육도 너무 많이 먹으면 암 발생을 높인다는 지적이 있는데, 단백질, 비타민 B군, 철분, 아연 같은 영양소가 풍부하다는 장점이 있으니 피할 것은 아니라고 생각한다.

단 너무 많이 먹지는 말자.

최근 들어 고기가 아닌데도 그에 못지않게 맛이 있어서 주목받는 대두 함박스테이크도 적색육 과다 섭취를 줄이는 데 도움이 될 것이다. 한쪽으로 편중되지 않도록 신경 쓰면서 다양한 종류의 고기, 생선, 콩류로 제대로 확실하게 단백질을 섭취하자.

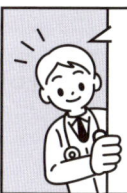

맛있게 저염하는 요령

'염분 과다 섭취는 몸에 좋지 않다'는 말을 여러분도 잘 알고 있을 것이다.

식염은 염화나트륨을 주성분으로 하므로 이것이 몸에 들어오면 혈중 나트륨 농도가 올라간다. 그런데 우리 몸은 혈중 나트륨 농도를 일정하게 유지하려 하므로 짜게 먹어서 나트륨의 양이 많아지면 수분을 늘려 그 농도를 낮추려 한다.

즉 혈액의 양이 늘어나는 것이다.

혈액의 양이 늘어나면 혈액을 온몸으로 내보내는 심장의 부담이 커질뿐더러 혈관에 많은 양의 혈액이 흐르게 되어 혈압도 오른다.

따라서 염분을 지나치게 많이 섭취하면 심장에도, 혈관에도 직접적인 부담을 주는 것이다.

의사가 '염분을 줄이세요'라고 왜 그렇게 강조하는지

이해가 좀 되었을 것이다.

그렇지만 솔직히 말해, 맛있는 음식을 먹는 건 사람이 살아가는 즐거움 중 하나가 아닐까?

누구나 건강도 챙기면서 맛있는 음식도 포기하고 싶지 않을 것이다. 그래서 염분을 줄이면서 맛있게 먹을 수 있는 비결을 소개하겠다.

먼저, 샐러드를 먹을 때 드레싱을 듬뿍 뿌리는 사람이 많을 텐데 그 드레싱에 시선을 한번 돌려보자. 마트나 편의점 등에서 팔고 있는 라면 수프 크기만 한 작은 봉지 타입의 드레싱에는 1g 전후의 식염이 포함되어 있다.

일본고혈압학회의 염분 섭취량 기준이 '하루 6g 미만'이다. 따라서 만일 하루 세 끼를 먹을 때마다 드레싱을 듬뿍 뿌려서 먹는다면 이것만으로도 하루 목표치의 절반에 도달한다.

내가 추천하는 방법은 <mark>반찬으로 나온 고기 요리를 샐러드에 올려서 함께 먹는 것</mark>이다. 이렇게 하면 드레싱이 딱히 필요 없다.

또, 간장 1큰술에는 염분이 2.6g 정도 들어 있고 소스류에는 1~1.5g 정도 들어 있어 모두 염분이 많은 조미료다. 가급적 저염이라 표시된 제품을 사용하거나 '달걀간장밥'처럼 직접 음식에 넣어 조리하기보다는 ==작은 접시에 담아 '찍어' 먹으면== 몸으로 들어오는 양이 적어져서 저절로 염분 섭취를 줄일 수 있다.

염분이 많은 조미료 대신에 마늘이나 생강, 깻잎, 대파, 양하 같은 향 채소나 레몬이나 라임 같은 감귤류, 월계수나 로즈메리 같은 허브류 또는 매콤한 스파이스로 맛과 풍미에 악센트를 주는 방법도 추천한다.

현대인은 염분의 70%를 조미료에서 섭취하고 있다고 한다. 조미료를 다양하게 사용해 맛도 색다르게 즐기면서 염분 섭취도 줄이자.

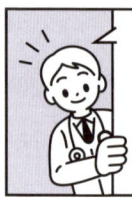

우리 몸의 최대 위협인 '활성산소'를 억제하는 채소 파워

채소는 1일 400g 섭취를 목표로 하자.

나는 환자들에게 언제나 이렇게 말한다. 생채소라면 양손 가득, 데쳐서 익힌 채소라면 한 손 가득 이 채소 한 끼 분량의 기준이라고 말이다. 이것을 아침·점심·저녁 세 끼 모두 지키면 1일 400g이라는 목표치를 거의 달성할 수 있다.

채소가 중요하다는 말에 이의를 달 사람은 아무도 없을 것이다.

첫째, 채소에는 수용성 식이섬유가 풍부하다. 식사할 때 채소부터 먹는 '베지퍼스트'는 식후 고혈당 예방의 기본 중의 기본이다. (물론 소이퍼스트도 OK다.)

또, 각각의 채소가 갖고 있는 파이토케미컬도 건강에 도움을 주는 성분 중 하나다. 파이토케미컬이란 식물이 자외선과 곤충으로부터 자신을 지키기 위해 만든 성분으로, 색이나 냄새 또는 매운맛, 쓴맛 등으로 특유의 성질을 나타낸다.

<mark>이 파이토케미컬에는 항산화 작용도 있어서 우리가 섭취하면 노화에 관여하는 활성산소를 억제할 수 있다.</mark>

활성산소에 대해서는 1장에서 언급한 후 오랜만인데, 호흡을 통해 몸속으로 들어온 산소의 일부는 활성산소라는 산화력이 매우 높은 산소가 된다. 그래서 모든 사람은 활성산소를 완전히 없앨 수 없다. 이렇게 표현하면 활성산소의 해로움에만 주목하기 쉬운데, 활성산소는 우리 몸에 들어온 외부 침입자들을 해치우는 면역 반응의 무기로써 사용되는 등 어느 정도는 긍정적인 역할도 수행한다.

단, 너무 증가하면 체내의 세포를 손상시킨다. 혈관에서 동맥경화가 진행되는 과정에도 활성산소가 관련되며 암 발생, 피부 주름 같은 피부 노화에도 활성산소가 영향을 미친다고 알려져 있다.

우리 몸에는 원래 활성산소를 제거하는 효소가 있지만, 나이가 들면서 그 기능이 떨어진다.

나이가 들면 노화가 진행되는 것이 당연하겠으나 인생 100세 시대를 보다 건강하고 활기차게 보내려면 줄어드는 효소의 기능을 보완할 필요가 있다. 따라서 항산화력이 높은 채소를 의식적으로 섭취해서 파이토케미컬의 힘을 적극 활용하자.

✅ 추천은 브로콜리와 양파

"채소는 뭐가 가장 좋을까요?"

이런 질문을 들을 때가 많다. 채소에 따라 함유된 파이토케미컬의 종류가 다르기 때문에 다양한 채소를 먹으면 좋겠지만 하나만 고르라 한다면 브로콜리다.

브로콜리에는 강력한 항산화 작용, 항염증 작용이 있는 파이토케미컬인 '설포라판(Sulforaphane)' 외에도 비타민 C, 비타민 E, 비타민 K, 엽산, 칼륨, 마그네슘 등 영양이 풍부해서 채소의 왕이라 불릴 정도다.

우리 집에는 거의 매일 브로콜리가 식탁에 오른다.

그리고 요즘 새싹 채소도 마트에서 많이 볼 수 있는데, 브로콜리 새싹도 영양이 우수하다. 새싹인 만큼 성장에 필요한 영양이 응축되어 있어서 설포라판 함량만 해도 브로콜리보다 높다.

크기도 자잘하니 샐러드나 수프를 먹을 때 고명처럼 얹어 간편하게 먹을 수 있어서 더욱 좋다.

<u>또 한 가지, 혈관에 좋은 채소라 하면 양파도 빠질 수 없다.</u> 양파의 색소 성분인 '케르세틴(Quercetin)'에는 항산화 작용 외에도 혈압을 낮추는 기능도 있다. 혈관이 젊어지는 데 빠지면 섭섭한 식재료인 것이다.

단 케르세틴은 수용성이므로 물에 닿으면 빠져나간다. 생으로 먹을 때는 아린 맛을 뺀다며 물에 잠시 담가 두었다가 조리하는 사람이 많은데, '젊어지는 원천'까지 물에 씻어버리는 것은 좀 아깝다.

따라서 케르세틴을 최대한 먹기 위해 <u>물에 담가 두지 말고 곧바로 먹는 것을 추천한다.</u>

좀 더 설명하면, <u>양파의 껍질을 벗긴 다음 1주일 정도 햇빛에 말리면 케르세틴 함량이 4~5배나 늘어난다고 한다. 1주일 정도 말린 다음엔 냉장고에 보관한다.</u> 말리는 과정이 좀 귀찮을 수 있지만 케르세틴의 효능을 최대한으로 누리는 비법이니 꼭 해 보길 바란다.

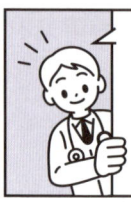
오늘 저녁에 회식이 잡혀 있다면 아침, 점심 식사를 조정한다

'요즘 매일 회식이라서……'

'아무래도 모임 때문에……'

폭음 폭식을 해 놓고선 이런 식으로 자기 변명하고 있지는 않을까?

나도 물론 회식이나 일로 만나는 저녁 모임에서 음식을 컨트롤하지 못할 때도 있다.

그렇지만 아침·점심·저녁 내내 회식이 이어지는 것은 아니다.

또한 '저녁 한 끼는 밖에서 먹을 것'쯤은 사전에 예측할 수 있다.

그래서 만일 오늘 저녁에 회식이 있다면, 아침 식사, 점심 식사를 통해 먹는 음식을 조정하면 어떨까? 균형 잡힌 한 끼 식사도 중요하지만 아무래도 그게 어려울 상황이라면 하루 결산만이라도 맞추자는 뜻이다.

나는 아침은 대개 블랙 커피와 집에서 만든 채소 주스, 익힌 대두나 익힌 검은콩, 콩 시리얼을 토핑한 떠먹는 요구르트를 메뉴로 해서 먹는다.

집에서 만든 주스는 당근 1개 반, 사과 반 개, 레몬 반 개를 맷돌 방식으로 돌아가는 저속 착즙기로 내린 다음 아마씨유나 올리브유를 1티스푼 넣어 마시는 걸 말한다.

이 메뉴로 먹으면 점심, 저녁 식사가 영양면에서 다소 한쪽으로 치우쳐도 부족하기 쉬운 식이섬유와 비타민, 미네랄, 파이토케미컬, 단백질은 확보할 수 있다.

이 메뉴를 보고 '밥이나 빵 같은 탄수화물을 전혀 안 먹네. 그럼 금세 배고파지는 거 아냐?'라고 생각하는 사람도 있을 텐데, 오히려 그 반대다. 당질을 줄이면 식후에 혈당치가 급상승하지 않기 때문에 공복감을 덜 느낀다.

공복은 혈당치가 급격하게 올랐다가 급격하게 뚝 떨어졌을 때 쉽게 느끼기 때문이다.

"하아, 요즘 저녁 술자리가 계속돼서 컨디션이 엉망이에요"라고 말하면서 점심 식사로 라면과 만두를 잔뜩 먹는 분들, 이제는 그런 습관을 돌아보자. 아침과 점심 식사를 신경 쓰면 하루치 영양 균형은 충분히 맞출 수 있다.

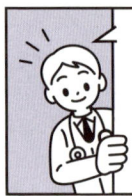

혈관 건강에 좋은 식사, 편의점 활용술

종종 "의외네요"라는 반응을 받곤 하는데, 나는 오전·오후 외래 진료가 있는 날 점심 식사는 편의점을 활용할 때가 많다.

편의점 음식도 무엇을 고르느냐에 따라 혈관에 좋은 식단으로 변신해 건강을 제대로 챙길 수 있다.

우선, 도시락은 기본적으로 선택하지 않는다.

당질을 낮추기 위해 채소나 고기, 어패류, 달걀, 두부 같은 제품을 몇 개 고른다. 그리고선 여기에 나만의 비법으로 살짝 변화를 주는 것이다.

내가 자주 활용하는 비법 재료는 '익힌 대두'와 '익힌 찰보리'다. 익힌 대두에 대해서는 '소이퍼스트'를 설명할 때 소개했었다.

다른 하나인 '익힌 찰보리'는 대맥 보리의 한 종류인데 무려 백미의 25배, 현미의 4배나 식이섬유를 많이 함유하고 있다. 게다가 수용성 식이섬유 쪽이 훨씬 많다. 수용성 식이섬유가 혈관과 몸에 얼마나 좋은 기능을 해 주는지는 이미 설명한 바와 같다.

게다가 칼슘과 마그네슘, 칼륨, 철분, 아연, 비타민 B, 비타민 E 같은 미네랄과 비타민도 풍부하고 단백질은 백미의 2배나 된다. 참고로, 칼륨은 체내의 잉여 나트륨(염분)을 체외로 배출해 주는 역할을 하므로 고혈압 예방과 부종 방지에 중요한 미네랄이다.

찰보리에 이렇게 다양한 영양분이 함유되어 있지만, 당질과 칼로리는 백미의 절반 정도밖에 안 된다. 그리고 이건 정말 중요한 점인데, 맛도 참 좋다. 식감도 말랑말랑 쫀득쫀득해서, 입안에서 현미의 굴러다니는 거친 식감이 싫은 사람에게도 적극 추천한다.

찰보리는 탄수화물이면서도 안심하고 맛있게 먹을 수 있어 그야말로 100년 혈관 식사의 왕과 같은 식재료다.

익힌 찰보리와 익힌 대두로 토핑에 변화를 주면서 제품 선택에 좀 신경을 쓰면 편의점 음식도 충분히 혈관 건강에 좋은 밥으로 재탄생된다.

그럼, 구체적으로 메뉴를 소개하겠다. 모두 내가 먹는 점심 식사 메뉴다.

추천메뉴
①

친자로스+아보카도 샐러드+
익힌 대두+익힌 찰보리, 토마토주스

최근 편의점 음식이 진화하고 있다. 제품 종류도 늘었고 제법 맛있다. 얼마 전에 한 편의점에서 냉동식품으로 나온 친자로스(중화풍 돼지고기피망볶음)와 아보카도 샐러드를 사고 여기에 약간의 변화를 추가해 먹었더니 정말 맛있었다.

방법은 간단하다. 친자로스는 전자레인지로 데우고, 아보카도 샐러드에 익힌 대두(포장 팩 절반 정도), 익힌 찰보리(적당량)를 넣고 잘 섞기만 하면 된다.

아보카도 샐러드가 없으면 거기서 파는 다른 샐러드에 생아보카도를 적당히 썰어 넣어도 맛있다.

친자로스 단품만 먹으면 양이 100g 정도밖에 안 되므로 좀 부족할 수 있지만, 아보카도 샐러드에 익힌 대두와 익힌 찰보리를 섞어 곡물 샐러드처럼 함께 먹으면 ==수용성 식이섬유, 단백질==도 섭취할 수 있고 양도 늘어난다.

아보카도의 초록색, 대두콩의 베이지색이 더해져 시각

적 만족도도 높다.

이것만으로도 좋지만, 여기에 토마토주스를 곁들여보자. 요즘은 토마토주스를 마시는 사람이 많지 않은데 지금부터라도 자주 마시면 좋겠다.

토마토 하면 파이토케미컬의 하나인 '리코펜(Lycopene)'으로 유명하다. 또 토마토에는 리코펜의 항산화 작용뿐 아니라 릴랙스 효과로 알려진 'GABA'도 풍부하다.

GABA에는 교감신경을 억제해서 혈압을 낮추고 뇌로 가는 혈액 순환을 개선해 뇌를 활성화하는 기능이 있다. 덕분에 차분하게 머리가 맑아지므로 업무 전이나 업무 중간에도 딱이다.

나트륨을 줄인 토마토주스를 선택하면 염분에 대한 걱정도 덜 수 있어서 좋다.

또 토마토주스를 따뜻하게 데우면 산미가 줄어 먹을 때 한결 부드러워진다. 전자레인지로 데우고 약간의 올리브오일을 추가해 수프처럼 마시는 '핫토마토주스'도 건강에 좋으니 적극 추천한다.

친자로스 & 대두 아보카도 샐러드와 토마토주스 조합은 영양 밸런스도 좋고 만족도도 높은 훌륭한 점심 식사다.

추천메뉴
②

닭꼬치 & 양파 샐러드

나는 샐러드에 고기류 제품을 토핑처럼 얹어서 먹는 방식을 자주 쓴다.

닭꼬치 말고 돼지고기 생강구이, 닭 숯불구이, 닭똥집볶음도 괜찮다.

이런 메뉴의 중요 포인트는 확실한 단백질 섭취다.

샐러드는 포테이토 샐러드나 마카로니 샐러드, 단호박 샐러드, 옥수수 샐러드처럼 거의 탄수화물 위주로 구성된 것 말고, 채소를 충분히 먹을 수 있는 것이라면 뭐든지 다 좋다. 해초 샐러드도 수용성 식이섬유가 풍부하므로 좋은 선택이다.

이렇게 먹으면 위에 토핑처럼 올려진 고기 덕분에 드레싱을 생략할 수 있다. 드레싱은 염분뿐만 아니라 당분과 지질도 상당히 많아서 듬뿍 뿌려 먹으면 기껏 건강을 생각해서 고른 샐러드도 무용지물이 되고 만다.

나는 평소 채소 샐러드를 먹을 때도 드레싱은 절반 정도는 남긴다.

어떤 날 양이 <mark>좀 부족하다 싶을 때는 치즈를 조금 찢어서 추가한다.</mark> 하우다치즈(Goudacheese)나 블루치즈(Bluecheese) 등에 함유되어 있는 'LTP(락토트리펩티드)'라는 성분에는 혈압을 낮추는 효과와 함께 혈관의 기능을 개선해 혈관을 부드럽고 탄력 있게 만들어 주는 효과가 있다.

한편, 양파 샐러드에 닭꼬치를 올려서 먹는 경우에는 닭꼬치 자체에 좀 강한 양념이 되어 있으므로 드레싱이 따로 없어도 슴슴하다는 느낌은 들지 않을 것이다.

채소와 단백질 섭취만 생각하면 익힌 닭고기나 참치, 삶은 달걀 등이 아예 처음부터 들어 있는 샐러드 제품을 골라도 되지만, 이렇게 일부러 토핑 거리를 골라 추가하면 음식의 양도 늘고 만족감까지 높아진다.

저녁에 회식이 있어서 아무래도 평소보다 많이 먹을 것 같을 땐 점심은 이 정도로 해서 가볍게 먹는다.

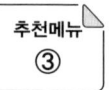

수프 카레+익힌 찰보리 & 익힌 대두, 마시는 요구르트 & 키위

여러분도 왠지 카레가 먹고 싶을 날이 있을까?

나는 카레를 정말 좋아해서 아침부터 '오늘 점심은 카레를 먹어야지!' 하고 미리 정해버리는 날도 있다.

그런데 우리가 보통 먹는 카레라이스는 눈에 보이는 밥 외에도 밀가루가 듬뿍 들어간 루(Roux : 밀가루를 버터로 누렇게 되도록 볶아 만든 것)도 당질이 많아, 먹으면 혈당이 급격히 오른다. 사실 카레라이스는 더블 탄수화물 메뉴인 것이다.

예전에 이런 점이 좀 신경 쓰여서 직접 혈당을 재봤더니, 식후 160mg/dℓ까지 올라서 깜짝 놀란 적이 있다.

그 이후로 카레가 먹고 싶어지면 비교적 밀가루가 적은 편인 수프 카레를 선택하고 있다.

그리고 또 중요한 부분이 '라이스'의 밥인데, 나는 백미가 아니라 찰보리와 익힌 대두로 '라이스' 부분을 대신한다. 이렇게 하면 식후 급격한 혈당 상승을 억제할 수 있다.

수프 카레도 레토르트 파우치에 담긴 냉장식품 형태로 편의점이나 슈퍼마켓에서 팔고 있다. 만일 구성이 부족하다 싶으면 이 역시 편의점이나 슈퍼마켓에서 팔고 있는 <mark>냉동 자른 채소(고기가 들어간 타입도 있다)</mark>를 추가해 보자. 보기에도 좋고 양도 풍성해지며 영양면에서도 한층 좋아질 것이다.

조금 매운맛의 카레를 먹은 뒤에 생각나는 것을 꼽자면 역시 라씨(Lassi), 즉 약간 걸쭉한 상태의 마시는 요구르트다.

요구르트는 무가당을 고르자. 이때 만약 신맛이 부담스럽다면 당질이 낮은 과일을 토핑으로 얹어 먹으면 좋겠다. 신맛을 완화하는 데 도움이 될 것이다.

내가 추천하는 과일은 키위다. 키위는 나트륨을 배출해 주는 칼륨, 항산화 작용이 있는 비타민 C, 혈관 관리에 빠질 수 없는 수용성 식이섬유가 풍부한 혈관에 좋은 과일이다.

<mark>당질이 낮은 과일을 습관적으로 먹는 사람은 뇌졸중과 심근경색 같은 혈관 질병을 일으킬 위험이 낮다</mark>는 게 알려져

있다. 키위 외에 딸기, 자몽, 사과 등도 당질이 적은 과일이다.

요구르트에 단맛을 추가하고 싶을 때에는 이러한 당질이 낮은 과일로 약간의 단맛을 보충하자.

이밖에도 익힌 검은콩 혹은 콩 시리얼을 넣어 먹어도 진짜 좋다.

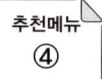

볶음밥+익힌 찰보리 & 익힌 대두, 새콤하게 무친 레몬 콩나물

배가 고플 때 손쉽고 빠르면서 맛있게 먹을 수 있는 편리한 식품 중 하나가 냉동 볶음밥이다. 여러분의 냉장고에도 이 냉동 볶음밥이 한두 봉지 정도는 있지 않을까 싶다. 하지만 냉동 볶음밥도 있는 그대로 먹으면 확실히 혈당이 올라간다.

그럼 어떻게 할 것인가? 이럴 때야말로 익힌 찰보리와 익힌 대두가 등장할 순간이다.

냉동 볶음밥의 양을 절반으로 줄인 다음 그 빈 자리를 익힌 찰보리와 익힌 대두로 채우는 것이다. 수용성 식이섬유가 풍부한 찰보리, 대두 사포닌 효과가 탁월한 익힌 대두를 함께 먹어 급격한 혈당 상승을 억제할 수 있다.

또 시판 볶음밥은 간이 센 게 많은데, 이런 방법으로 조리하면 맛이 연해지고 간도 적당해진다. 찰보리의 탱글탱글 쫀득쫀득함과 익힌 대두의 부드러운 식감이 더해져 먹는 재미도 커진다.

이때 함께 먹는 반찬으로는, 가정 경제에 도움이 되는 콩나물로 만든 '레몬 콩나물'을 선택한다.

특히 콩나물은 대두를 발아시킨 것이므로 대두의 식이섬유, 단백질, 미네랄, 이소플라본(isoflavone) 같은 영양가를 그대로 갖고 있는 것이 특징이다. 게다가 릴렉스 효과가 있는 GABA까지 풍부하게 들어 있다.

레몬 콩나물 반찬은 제품으로도 나와 있지만, 가정에서도 간단하게 만들 수 있으므로 자주 만들어 먹으면 좋겠다. 짭짤한 매실장아찌나 절임류 대신 이걸 먹으면 염분을 줄이는 데에도 도움이 될 것이다.

만드는 법은 간단하다.

우선, 콩나물 한 봉지를 끓는 물에 12분 정도 데친다. (시간이 없을 때는 전자레인지로도 OK). 데친 콩나물을 소쿠리에 건져 물기를 빼고 참기름 1큰술과 참깨 적당량을 넣어 무친 뒤 맨 나중에 레몬즙을 뿌리면 완성이다.

참고로 콩나물을 데친 물에는 식이섬유와 미네랄이 녹아 있으므로 버리지 말고 소금과 레몬즙으로 적당히 간을 해서 국물처럼 사용하자.

제품으로 나온 레몬 콩나물 무침을 먹을 때는 고추기름을 섞으면 더 맛있어진다.

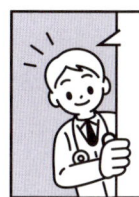

저녁 반주는
안주 선택이 포인트

술을 많이 마시면 질병도 그만큼 늘어나지만 적당히 마시면 오히려 몸에 좋다는 말을 많이들 한다.

그도 그럴 것이, 뇌경색이나 심근경색, 당뇨병, 아니면 총사망률 등과 음주와의 관계를 조사한 발표가 실제로 존재한다.

여기에 따르면, 술을 전혀 마시지 않는 사람과 조금은 마시는 사람을 비교했을 때 조금은 마시는 쪽이 심혈관계 질병 등이 일어날 위험이 낮다는 것이다. (단, 음주량이 늘어나면 위험도도 높아진다.)

그런데 최신의 연구에서 다른 결과가 나왔는데, 이에 따르면 소량이라도 몸에 좋다고 할 수 없다는 것이다. '마시지 않는다'고 대답한 사람 중에는 어떤 건강상의 문제 때문에 반드시 금주를 해야 하는 사람이 많아서 수치상으로만 마시지 않는 사람의 결과가 나빠 보였을 뿐 본래는 마시지 않는 편이 건강에 좋다는 내용이다.

　이러한 연구 보고로 인해 적당량의 술이 정말로 몸에 좋은 것인가에 대해 논란이 일고 있다.

　술의 장단점에 대해서는 좀 더 다양한 연구 결과가 나오길 기다릴 수밖에 없지만 현시점에서 한마디 한다면, 알코올 그 자체는 혈당치를 올리지 않는다. 술에 포함된 당질 그리고 술과 함께 먹는 안주에 신경을 쓴다면 술과 혈당치 사이에는 그다지 관련성이 없는 것이다.

　나는 어떤가 하면, 업무로 지친 날의 저녁 식사는 반주와 함께 시작한다.

　요즘은 위스키를 자주 마신다. 위스키, 브랜디, 소주와 같은 증류주는 당질이 제로라서 이 정도라면 혈당치 상승은 크게 걱정 없다고 생각한다.

　그리고 함께 먹는 안주도 중요하다.

　껍질째 먹는 껍질콩 안주나 찬 연두부로 소이퍼스트를 실천하는 것도 좋지만 내가 최근에 추천하는 것은 버섯이다.

　버섯에는 식이섬유의 일종인 'β(베타)글루칸'이란 성분이 풍부하다. β글루칸은 면역력을 높이고 혈당 상승을 억제하여 당이 과도하게 흡수되는 것을 막는 작용이 뛰어나다.

참고로 β글루칸은 찰보리(대맥)에도 풍부하게 함유되어 있다.

✅ 퇴근 후 한 잔에 추천하는 버섯 요리

다시 버섯 이야기로 돌아가자. 버섯 중에서도 특히 β글루칸이 많이 함유된 것이 잎새버섯이다.

그러므로 안주로는 잎새버섯 요리를 먹자고 말하고 싶지만, 솔직히 우리 집 식탁에는 잎새버섯이 그다지 오르지 않는다.

잎새버섯은 좀 특유의 성질이 있달까, 밥상의 조연으로 두기에는 강한 개성이 있기 때문이다. 아무튼 영양면에서는 자신 있게 추천할 수 있으므로 잎새버섯을 좋아하는 사람은 꼭 저녁 반주에 함께 하길 바란다.

잎새버섯에 비하면 β글루칸이 조금 약하지만, 우리 집에 자주 오르는 버섯은 새송이버섯, 팽이버섯, 만가닥버섯이다. 특히 새송이버섯은 구워도 맛있고 쪄먹어도 맛있고 심지어 된장국에 넣어도 맛있다. 그야말로 팔방미인, 어디에나 다 잘 어울린다.

요즘에 안주로 자주 먹는 것은 '새송이버섯과 가리비 버터간장구이'다.

새송이버섯의 동그란 기둥을 살려서 썰면 식감도 맛도 가리비와 비슷해진다. 그래서 이 '가짜 가리비'를 함께 볶으면 진짜 가리비 양이 적어도 그 만족감은 엄청나다. 그러니 푸짐하고 먹음직스럽게 보이고 싶을 때는 새송이버섯을 추천한다.

가리비가 없으면 새송이버섯(아니면 다른 버섯도 좋다)만으로도 좋다. 버터와 간장을 넣고 센불에 빠르게 익히면 가리비가 없어도 충분히 맛있다.

퇴근 후 위스키 한 잔을 옆에 두고 버섯 요리를 안주로 먹다가 자연스럽게 저녁 식사로 이어진다! 생각만 해도 군침이 돌지 않는가. 이렇게 식사를 시작하면 버섯의 식이섬유 덕분에 배가 벌써 어느 정도 차서 주식을 적게 먹게 된다.

그런데 여기서 '어? 버터를 넣고 볶아? 그거 먹어도

돼?'라고 생각하지 않았을까?

괜찮다. 술을 마시기 전에 기름진 것을 먹으면 잘 취하지 않는다. 알코올 대부분은 소장에서 흡수되는데, 기름진 음식은 위(胃)에서 머무는 시간을 늘려 소장으로의 흡수를 늦춰 주기 때문이다. 그리고 이는 숙취 예방에도 도움이 된다.

기름은 위(胃)에서의 흡수를 늦출 뿐 아니라 음식물이 소장으로 넘어가는 출구 문을 막는 역할도 하므로 술을 마시기 전에 기름을 사용한 요리를 먹어 두면 혈중 알코올 농도의 급격한 상승을 막을 수 있다.

술을 마시는 사람은 냉장고에 버섯 버터간장구이를 만들어 두는 건 어떨까? 그래도 모쪼록 술은 적당히 마시자.

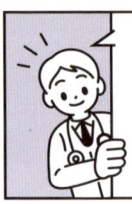

'100년 혈관' 만들기에 도움이 되는 음료

'프렌치 패러독스'라는 말을 들어본 적 있을까 모르겠다. 일반적으로 프랑스 요리라 하면 맛은 있지만 느끼하다는 인상이 있다.

벌써 20년이나 된 이야기인데, 프랑스 사람들은 버터, 생크림, 치즈 같은 동물성 지방을 그렇게 많이 먹는데도 어째선지 그런 음식이 발병 원인 중의 하나라는 심혈관계 질병에 덜 걸린다는 연구 결과가 있었다.

미국 사람들처럼 고지방식을 먹는데도 심혈관계 질병에 걸리는 비율이 미국인의 절반 정도밖에 안 될 만큼 적었던 것이다.

이 프렌치 패러독스(프랑스의 역설)의 해답으로 주목받은 것이 바로 적포도주였다.

적포도주에 함유된 파이토케미컬의 일종인 폴리페놀(polyphenol)에는 활성산소를 억제하는 항산화 작용이 있어 나쁜 콜레스테롤의 산화를 억제하고 그래서 동맥경화로의 진행을 막아준다고 말이다.

여러분들도 프렌치 패러독스라는 말은 지금 처음 듣더라도 '적포도주는 건강에 좋다'는 이야기는 많이 들었을 것이다.

그런데 그 후에 적포도주가 사망률을 낮추고 심장병의 발병을 줄인다는 기존 보고를 부정하는 연구 결과가 나왔다. 아무래도 내가 앞에서도 적었듯이, 술에 관해서는 아직 확실하지 않은 것이 많은 상황인 것이다.

그래도 폴리페놀이 항산화 작용을 한다는 것은 사실이다. 그리고 폴리페놀을 함유한 음료는 적포도주만 있는 게 아니다.

✅ 마시면 마실수록 장수한다?

실제로, 폴리페놀의 일종인 '카테킨(Catechin)'이 풍부한 녹차도 몸에 좋은 다양한 건강 효과로 유명하다.

카테킨에는 항산화 작용과 항바이러스 작용이 있다. 또 당과 콜레스테롤 흡수를 억제하는 작용도 있어 꾸준히 섭취하면 내장지방 감소에 효과적이라는 점에서 주목받고 있다.

얼마 전 일본국립암연구센터에서 녹차를 자주 마실수록 사망 위험이 낮아진다는 연구 결과를 발표해 화제가 된 적 있다.

이 연구는 1일 1잔 미만, 1일 1~2잔, 1일 3~4잔, 1일 5잔 이상 마시는 사람을 4개 그룹으로 나눠서 전체 사망률과 암, 심장 질환, 뇌혈관 질환, 호흡기 질환 등과의 관련성을 조사한 것인데, 녹차를 자주 마실수록 사망 위험이 낮아지는 경향이 나타난 것이다.

특히 심장 질환이나 뇌혈관 질환, 호흡기 질환에 의한 사망 위험은 차를 자주 마시는 사람일수록 낮았다.

또, 커피의 폴리페놀도 최근 들어 재평가받고 있다.

녹차에 비해 커피는 왠지 모르게 '몸에 좋지 않은 것'이란 이미지가 있는데, 1일 3~4잔의 커피를 마시는 사람은 거의 마시지 않는 사람에 비해 심장 질환이나 뇌혈관 질환, 호흡기 질환에 의한 사망 위험이 절반 정도 낮았다. 이것도 일본국립암연구센터의 발표다.

커피가 녹차와 다른 점은 또 있었다. 커피는 마시는 양이 늘수록 위험도가 낮아지는 게 아니라 1일 3~4잔 마시는 사람의 사망 위험도만 낮았던 것이다. 따라서 커피의 경우는 1일 3~4잔이 가장 좋은 듯하다.

커피에 포함된 폴리페놀은 **클로로겐산(Chlorogenic acid)**이다. 클로로겐산에도 강력한 항산화 작용이 있어 혈관을 지키는 데 도움이 된다.

하나 더 추천하고 싶은 음료가 있는데 바로 토마토주스이다.

다시 한번 반복하지만, 토마토에는 항산화 작용이 있는 리코펜과 릴렉스 효과가 높은 GABA가 풍부하다. 장기적으로 마시면 혈압을 낮추는 효과도 있다.

그러니 녹차, 커피뿐 아니라 토마토주스도 음료 레퍼토리에 담아 두자.

토마토는 알코올 분해 속도도 높이므로 술자리의 마무리로 핫토마토주스를 마셔서 빠른 숙취 해소를 노려보는 것도 좋겠다.

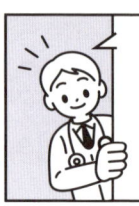
최신 연구로 알게 된 커피의 지방 연소 효과

다시 커피에 관한 이야기다. 최근 들어 커피가 갖고 있는 유명한 성분인 카페인과 클로로겐산에 이어 제3의 성분이 화제다. 바로 '트리고넬린(trigonelline)'이다.

트리고넬린은 식물에 함유된 성분인데, 특히 커피 생두에 많이 포함되어 있다.

왜 이 성분이 화제인가 하면, 트리고넬린이 지방세포의 성질을 변화시키는 데 관여하기 때문이다. 즉 지방을 모으는 세포에서 지방을 분해해서 연소시키는 세포로 전환하는 스위치 역할을 트리고넬린이 하는 것이다.

지방세포에는 '백색지방세포'와 '갈색지방세포' 두 종류가 있다. 백색지방세포는 지방을 저장하기만 하는 세포다. 일반적으로 '지방' 하면 떠오르는 바로 그것이다.

한편, 갈색지방세포는 사실은 근육과 같은 계통에서 만들어진 독특한 지방세포인데, 이 세포는 지방을 흡수하여 에너지로 바꾼다. 다시 말해 지방을 연소시키는 세포인 것이다.

갈색지방세포는 아기일 때는 많지만 나이를 먹을수록 줄어들다가 40세를 넘으면 급감해서 60세가 되면 거의 없어진다고 한다. 그러므로 나이가 들수록 점점 '지방이 타지 않는 몸'이 되어가는 것이다.

그런데 여기에는 개인차가 크다.

나는 먹으면 먹는 대로 살이 찌는 타입인데 아내는 먹어도 살이 그리 찌지 않는다. 그리고 같은 공간에 있어도 아내는 '덥다'고 말할 때가 많은데, 그럴 때 등을 만져보면 따끈하다. 갈색지방세포는 쇄골이나 견갑골 주변에 있으므로 아내는 분명히 갈색지방세포가 많을 것이다.

예전부터 똑같이 먹어도 그리 살찌지 않는 아내가 부러웠는데, 그 큰 원인이 갈색지방세포에 있던 거로구나 하고 최근에서야 끄덕이게 되었다.

그리고 지금부터 할 이야기는 정말 중요하다.

대부분 사람은 60세가 되면 갈색지방세포가 거의 사라지지만 어떤 자극으로 인해 보통의 백색지방세포가 갈색지방세포처럼 지방을 분해해서 연소시키는 일을 한다는 사실이 알려졌다. 이러한 변신을 '베이지화'라고 하며,

베이지화된 백색지방세포를 '베이지지방세포'라고 부른다.

즉 중성지방을 흡수한 백색지방세포에서 지방을 연소하는 베이지지방세포로 변신한다는 것이다.

그러면서 베이지화를 촉진하는 몇 가지 자극이 밝혀졌는데, 그중 하나가 바로 커피의 트리고넬린이었다.

단 아무 커피나 다 되는 건 아니다. 커피의 트리고넬린은 열에 약하기 때문에 시중의 일반 커피에는 거의 들어 있지 않다. 따라서 트리고넬린이 제대로 남아 있도록 커피콩을 약하게 볶으면서도 커피 고유의 맛은 유지되도록 하는 절묘한 기술이 필요하다. 나는 'UCC&Healthy 스페셜 브랜드'를 좋아하는데, 이곳만 아니라 몇몇 회사가 독자적인 방법을 통해 트리고넬린이 유지된 커피를 판매하고 있다.

어차피 커피를 마신다면 백색지방세포의 베이지화라는 일석이조의 효과도 노려보면 좋겠다.

ⓥ 지방이 연소되는 몸으로 바꾸는 스위치를 켜는 방법

이밖에도 베이지화를 촉진하는 스위치를 더 소개하겠다.

제3의 지방세포 '베이지지방세포'란

백색지방세포
(지방 축적형)

베이지지방세포
(지방 연소형)
'살 빠지는 세포'로 변화

갈색지방세포
(지방 연소형)

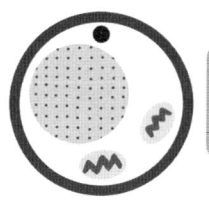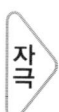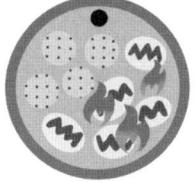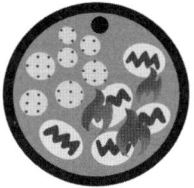

지방 세포에는 지방 축적형의 '백색지방세포', 지방 연소형의 '갈색지방세포' 두 가지가 있다. 백색지방세포에 어떤 종류의 자극(음식의 성분이나 운동 등)을 주면 지방 연소형의 '베이지지방세포'로 변한다.

음식으로는 고추의 매운 성분인 캡사이신, 민트에 함유된 멘톨, 녹차의 카테킨, EPA, DHA 등이다.

생활 습관으로는 찬물 샤워 같은 한랭 자극과 운동도 백색지방세포의 베이지화를 촉진하는 자극이다.

단, 차가움을 느끼면 혈관이 수축해 혈압이 올라가므로 한랭 자극은 과하지 않게 적당히 하면 좋겠다.

내가 여러분에게 가장 추천하고 싶은 것은 아무래도 역시 운동이다.

내장 주변에 있는 지방세포에 중성지방이 쌓이면, 염증 물질이 배출되어 전신에 염증을 유발하거나 혈전 생성을 촉진하고 혈압을 쉽사리 올린다. 또 인슐린 작용을 방해하는 물질이 증가해서 혈당이 쉽게 상승하고 암 유발을 촉진하는 물질이 분비되는 등 온갖 안 좋은 일들만 발생한다.

따라서 내장비만을 줄이는 것이 혈관과 전신 건강을 지키는 길이다.

물론 과식하지 않는 것도 중요하고 몸을 움직이는 것도 중요하지만, 백색지방세포를 베이지지방세포로 바꿀 수 있다면 가만히 있어도 지방이 연소되는 몸이 된다.

따라서 여러분도 이 베이지화 스위치를 잘 활용하면 좋겠다.

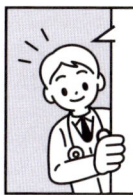
혈관 건강을 고려한 간식 선택 요령

앞에서 녹차의 카테킨, 커피의 클로로겐산이 폴리페놀이라고 했는데, 이처럼 기호 식품의 폴리페놀 하면 초콜릿도 유명하다.

초콜릿의 원재료인 카카오콩에 포함된 폴리페놀 즉, 카카오 폴리페놀에는 혈관의 염증을 억제하고 혈관을 탄력 있게 이완시키는 효과가 있다.

그래도 제품으로 나온 초콜릿에는 설탕도 많으므로 아무리 건강에 좋은 성분이 들어 있다 해도 많이 먹으면 안 된다. 실제로 '초콜릿에는 폴리페놀이 들어 있다더라'라는 합리화를 하며 많이 먹고는 당뇨병을 악화시킨 사람도 있다.

이처럼 '도움이 될 줄 알고' 했다는 패턴은 초콜릿 말고도 다양하다. '여름에는 탈수가 일어나기 쉬우니까 수분 보충이 중요'하다며 스포츠 드링크를 과도하게 마셔서 당뇨병이 되고, '수박은 이뇨 작용이 있으니까'라며 지나치게 먹어서 이

역시 당뇨병으로 이어지는 경우도 있다.

스포츠 드링크를 비롯한 청량음료는 맛있게 느껴져서 술술 넘어가도록 당분을 듬뿍 넣은 것이 많으므로 선택할 때는 뒷면의 성분표를 반드시 확인하면 좋겠다. 과일도 비타민이나 폴리페놀 등 좋은 면이 있기는 하지만 대부분에는 포도당과 과당이 거의 절반씩 포함되어 있으므로 역시 지나치게 먹으면 과도한 당분 섭취로 인한 악영향이 쉽게 발현된다.

아무리 좋은 성분이 들어 있어도 단것, 당질이 많이 든 것에는 주의가 필요하다. 과유불급이란 말처럼 지나친 것은 언제나 좋지 않다.

나는 오후 외래 진료 시작 전인 오후 2시쯤 블랙커피와 함께 달콤한 간식을 조금 먹는다. 물론 단 것을 멀리하는 게 이상적이지만 워낙 단맛 애호가인지라 아예 끊기는 힘들어서 이 정도로 만족하고 있다.

구체적으로 뭘 먹는가 하면 초콜릿이라면 딱 2조각 정도 (6g 정도)다.

오늘은 무설탕 러스크 2개를 블랙커피와 함께 먹었다. 소량이기만 하면 종류는 상관없다.

한편, '왠지 좀 출출할 때'의 간식은 뭐가 좋을까?

아무래도 달콤한 것이 먹고 싶다면 사토레제에서 나온 냉동유통 당질 커트 케이크를 추천한다. 또 레어 치즈 케이크나 가토 쇼콜라, 푸딩 등은 다른 케이크에 비하면 당질량이 적은 편이다.

어쨌든 기본적으로는 당질이 적고 달지 않은 간식으로 출출함을 채울 수 있게 선택하자.

추천은 다음과 같다.

- **익힌 대두 & 떠먹는 요구르트**
- **키위(저당질 과일) & 떠먹는 요구르트**
- **찰보리 수프(인스턴트 수프에 익힌 찰보리를 추가 또는 시판 찰보리 수프)**
- **대두 수프(인스턴트 수프에 익힌 대두 추가)**

이러면 혈당 상승도 걱정하지 않으면서 포만감도 충분할 것이다.

4장

'100세 혈관'을 만드는 매일의 습관

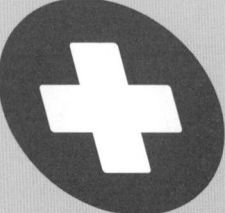

100년 혈관을
만드는 법

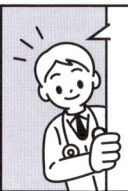

짜증은 수명을 단축시킨다!?

최근에 속이 갑갑하고 짜증이 났던 일이 있었을까?

'업무 때문에…', '가족이 글쎄…' 등 최근에 일어난 일이 떠올라 다시금 그 감정이 솟구쳤다면 잠깐 심호흡을 하며 진정해 보자. 화, 짜증은 담배 3개비를 동시에 피우고 있는 것과 같을 정도로 몸에 부담을 준다.

스트레스를 느끼면 체내에서는 자율신경 중의 교감신경이 높아져 전투태세에 돌입하므로 혈압, 혈당, 심박수가 상승한다. 이미 알다시피, 혈압, 혈당이 오르면 혈관의 내피세포가 손상된다.

또 심박수가 오른다는 뜻은 심장이 해야 할 일이 늘어났다는 뜻이다. 그래서 교감신경이 높아져 흥분하면 혈관은 수축해서 딱딱해진다. 그러면 전신에 펼쳐진 혈관의 혈압이 오를 뿐 아니라 심장에 직접 부담을 주는 '나쁜혈압'도 상승한다. (이는 '들어가며'에서 소개했던 '중심 혈압'에 관한 이야기다.)

그러므로 짜증, 화, 스트레스가 많은 생활은 혈관에도, 심장에도 직접적으로 부담을 준다는 사실을 기억하자. 우리 모두는 100년 혈관을 건강하게 유지해야 하므로 불쾌한 기분인 짜증, 화, 스트레스를 현명하게 다뤄야 하겠다.

나도 이러한 부분에서 노력하고 있다.

나의 평온을 흔드는 불쾌한 상황이 일어나면 잠시 멈춰서 이렇게 생각해 보면 어떨까?

'지금 화를 내고 있는 이 사람을 위해 내 혈관과 심장을 바칠 수 있는가?'라고 말이다. 스트레스는 인간관계에서 가장 많이 발생하지 않을까 싶다. 그러나 상대방에 대해서 짜증을 내거나 스트레스를 쌓는 것은 스스로 자기 혈관과 심장의 수명을 야금야금 깎아버리는 것과 같다. 담배 3개비분의 손상을 입히고 있는 것이니 말이다.

이 사람이 당신의 중요한 심장과 혈관을 바칠 만한 그런 사람인가?

이에 대한 대답은 적어도 '아니오'일 것이다.

'저런 사람을 위해 내 혈관과 심장을 희생하다니 얼마나 바보 같은 짓인가'라고 생각하면 짜증, 화가 싹 사라질 것이다.

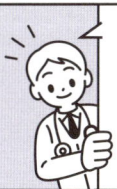

스트레스의 바로미터 '심박수'

스트레스가 지속되면 교감신경도 계속 활성화되어 혈관에도, 심장에도 과도한 부담을 지속적으로 준다. 따라서 스트레스는 적절히 관리해야 한다.

그런데 스트레스가 전혀 없는 사람은 없지 않을까? 게다가 적당한 스트레스는 집중력을 높이고 동기 부여에 도움을 주어 좋은 면도 있다. 문제가 되는 것은 과도한 스트레스다.

그럼 자신이 겪는 스트레스가 적당한지 지나친지를 어떻게 알 수 있을까?

스스로 알 수 있는 간단한 기준이 안정 시 심박수다.

아무것도 안 하고 가만히 있는 상태인데도 심박수가 높으면 평소에도 교감신경이 활성화되어 있다는 의미다. 즉 스트레스로 자율신경의 밸런스가 깨져 있는 상황이라고 생각할 수 있는 것이다.

안정 시 심박수는 성인의 경우 1분에 60~70회 정도가 일반적이다. 개인차가 있지만, 70이 넘으면 스트레스 과다일 가능성이 있다. 잠시 자신의 생활을 돌아보며 스트레스의 원인을 찾아보자.

심박수는 가정용 혈압계로도 측정할 수 있고 최근에는 심박수를 잴 수 있는 스마트워치를 사용하는 사람도 늘어났다. 이런 도구가 없더라도 심박수는 맥박수와 거의 동일하므로 손목의 맥을 통해서도 알 수 있다.

손목에서 엄지손가락으로 이어지는 부위를 다른 손으로 살살 눌러보면 불룩불룩 맥이 느껴지는 지점이 있을 것이다. 여기에 검지, 중지, 약지를 나란히 살짝 올려놓고 1분 동안 몇 번 맥이 뛰는지를 세어 보자. 아니면 30초 동안 세서 2배 하는 방법도 좋다.

사실, 심박수가 높을 사람일수록 뇌졸중과 심장병의 발생률 그리고 사망률이 높다는 연구 결과가 있다.

우선은 자신의 안정 시 심박수를 알아두자.

그리고 스트레스 과다인 사람은 지금 너무 애쓰고 있다는 뜻이다. 이 점을 의식해서 일부러라도 휴식하는 시간을 만들자.

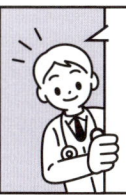
수면 시간이 짧으면 혈관 노화가 진행된다

스트레스뿐 아니라 수면 부족도 교감신경을 아주 고조시킨다.

원래 잠을 자는 동안에는 진정과 이완을 담당하는 부교감신경이 활성화되므로 혈압도 심박수도 내려간다. 그런데 수면 부족이 지속되면 교감신경이 지나치게 활성화된 상태가 지속되는 것이다.

이렇게 수면 시간을 줄이는 생활 습관이 계속되면 혈관은 한껏 수축해서 딱딱해지고 혈압이 상승할 뿐 아니라 '나쁜혈압'도 생겨서 결국 혈관에도, 심장에도 큰 부담을 준다.

당연히 수면 시간은 사람마다 다르지만 7~8시간이 이상적이다.

하지만 나는 수면 시간에 너무 신경 쓰지 않는 편이 좋다고 생각한다.

확실히 7~8시간 잘 수 있으면 이상적이지만 언제나 그럴 수는 없으니 말이다. 환자들의 이야기를 들어보면, 다들 이런저런 일들로 바쁘다. 여러분 중에도 하루 24시간 중 8시간이나 수면에 할애한다면 생활이 되지 않는 사람도 많을 것이다.

그러므로 현실적인 절충점을 찾는 것이 무엇보다 중요하다. 그럴 때 하나의 판단 기준으로 삼을 만한 것이 '낮 동안 해야 할 일을 무리 없이 해낼 수 있는 충분한 컨디션을 유지할 수 있는가'이다.

수면으로 고민하는 사람이 많은 것 같은데, 저자의 생각에 잠이 드는 데 시간이 얼마나 걸리든, 이른 새벽에 잠이 깨서 다시 잠들지 못하든, 일테면 낮에 한 15분 정도의 낮잠으로 업무 활동을 유지할 수 있다면 그렇게 지내도 거의 문제는 없다고 본다.

우리들은 수면 시간이 짧다고들 하는데 그럼에도 세계 최장수 국가이니, 사실은 수면이 충분하다는 게 아닐까 생각이 든다.

그럼, 피로감이 사라지지 않고 낮 동안에 졸거나 하는 등 일상생활에 지장이 있다면?

이건 아무래도 수면이 충분치 않다는 뜻이므로 이럴 때도 역시 자신에게 다음과 같은 질문을 던져 보자.

'중요한 혈관과 심장을 희생할 만큼 지금 이 일이 수면 시간을 줄여가며 해야만 하는 일인가?'

<mark>수면 시간이 5시간 미만이 되면 혈압이 오르고, 4시간 미만이 되면 심근경색이나 뇌졸중 같은 혈관사고가 증가한다는 사실이 이미 밝혀졌다.</mark>

혈관을 생각하면 수면 시간으로 적어도 5시간은 확보하면 좋겠다.

나도 수면 시간이 짧던 시절도 있었지만, 최근은 아무리 바빠도 5시간 이상 자려고 한다.

다음 날 아침까지 반드시 끝내야만 하는 일이 있는 등 5시간 수면을 확보할 수 없을 것 같을 때는 다음과 같은 방식을 쓰면 좋겠다. 즉 끝내고 나서 잠자리에 드는 게 아니라 그 일에 걸리는 시간을 역산해서 따져보고 다음 날 일찍 일어나는 것이다.

솔직히 나도 예전엔 끝내놓고 자는 쪽이어서 새벽 3시, 4시까지 할 때도 있었다. 그런데 그렇게 하고서 막상 자려고 하면, 일 때문에 이미 교감신경이 높아져 있어서 바로 잠들 수 없었고 어렵게 잠이 들어도 얕은 잠만 자기 일쑤였다.

 그래서 지금은 잠이 오면 오는 대로 새벽 1시가 지나면 잠을 자버린다. 그러고는 5시 정도에 딱 일어나 아까 하다 만 일을 마무리 짓는다. 이렇게 한 날은 낮 동안에 30분 이내로 잠깐 눈을 붙인다.

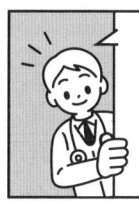
수면제가 요양 보호의 원인이 되는 경우도 있다

　수면 시간은 7~8시간이 이상적이라 했다고 해서 '7~8시간은 꼭 자야겠구나'라고 생각하는 사람이 많을 수 있는데, 대략 5시간 이상 자고 낮 동안의 활동 수행에 문제가 없으면 합격이라고 생각하자.
　게다가 적절한 수면 시간에는 개인차가 있고, 연령이 높아질수록 수면 시간은 짧아지기 마련이다. 그래서 '젊었을 때보다 잠을 잘 수 없게 되었다'고 느끼는 것이 지극히 자연스러운 현상이다.

　한때 '수면 부채(睡眠負債)'라는 말이 대중적으로 주목을 받은 적이 있었다. 급기야 2017년에는 신조어·유행어 톱 10에도 올랐다.
　수면 부채는 매일매일 쌓여가는 약간의 수면 부족이 금융 부채처럼 조금씩 누적되어 결국 심신에 악영향을 일으키고 본인 스스로 알아채지 못하는 사이에 일상생활의 질을 떨어뜨린다는 뜻이다.

그런데 수면 부채라는 관점에서 보면 하루 6시간 정도의 잠도 부족하다고 한다.

우리는 성실한 사람이 많아서 '6시간 수면으로는 수면 부채가 쌓인다'는 말을 들으면 어느새 '나는 좀 더 자야 하는구나', '좀 일찍 자야겠구나'라고 생각하는데, 오히려 그런 압박이 잠들기 어렵게 할 수 있다. '잠을 못 잔다'고 호소하는 사람일수록 잠에 너무 신경을 곤두세우고 있는 경우가 많다.

더구나 '7~8시간 자야 한다'는 강박 관념에 사로잡혀 수면제에 의지하는 것은 정말로 안타까운 행동이 아닐 수 없다.

==수면제는, 낙상·(침대에서의) 추락의 원인이 된다.==

특히 대사 기능이 떨어진 고령자의 경우, 약의 혈중 농도가 높게 유지되기 때문에 약효가 지속되는 시간도 더 길다. 이 때문에 약효가 아침까지 남아서 침대에서 일어나서 나가려고 할 때 휘청해서 넘어지는 사고가 쉽게 발생한다.

고령자의 경우, 잠이 들지 않을 때 쓸 수 있는 초단시간형 수면제(2~4시간 만에 약의 혈중 농도가 절반으로 줄어드는 종류)조차도 작용 시간이 일반인의 5배나 된다는 보고도 있다.

낙상·추락으로 골절되면 요양 지원이나 요양 보호의 원인이 되니, 그야말로 '꽈당골골'하다 끝나는 인생이 되는 것이다.

'잠이 잘 안 온다', '자다가 깬다', '새벽에 일어난다'라는 이유로 수면제에 의존하고 그러다 넘어져서 간병이 필요한 상태가 되면 정말 속상하지 않겠는가?

수면은 사람마다 이상과 현실 사이에 다소 차이가 있는 법이라고 너그럽게 받아들이고 너무 신경 쓰지 말자. '낮 동안에 지장 없으니까 뭐 괜찮아'라며 좀 편하게 받아들이면 좋겠다.

한밤중에 화장실이 가고 싶어서 잠이 깬다는 사람에게 한 가지 어드바이스를 한다면, 잠자기 전에 무심코라도 수분을 섭취하지 않으면 좋겠다.

탈수를 막는다며 일부러 '취침 전에 물 한 컵'을 마시는 사람이 있다.

여름에는 괜찮지만, 겨울은 여름과는 달리 그렇게 땀을 흘

리지 않는다. 그래서 자기 전에 마신 물 한 컵 때문에 한밤중에 화장실에 가고자 깨는 일이 잦아지는 것이다.

잠을 자는 동안은 하루 중에 가장 혈압이 낮을 때다. 그럴 때 일어나서 겨울의 추운 화장실에 간다면 혈압은 당연히 상승한다.

요의(尿意)는 자연 현상이므로 어쩔 수 없긴 하지만 수분 섭취 방식을 이와 같이 바꿔보면 어떨까 싶다.

특히 술은 이뇨 작용이 있고 수면의 질도 떨어뜨리므로 '잠들기 위한 술=수면주'는 권하지 않는다.

참고로, 최근에는 인지 기능에 미치는 영향이 적고 의존성도 거의 생기지 않는 수면제도 나왔으며 보험 적용도 된다. 수면 부족이 심각한 사람은 주치의에게 상담을 받아 보자.

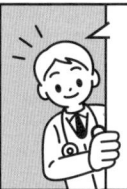
혈관에 좋은 입욕 방법

입욕은 몸이 나른해지면서 하루의 피로를 풀어주는 릴렉스 타임이다. 그리고 본래는 부교감신경이 우위에 서는 시간이다.

따라서 입욕은 낮에 활동하는 동안 높아져 있던 교감신경을 진정시키고 교감신경에서 부교감신경으로 전환하는 아주 좋은 습관이다.

그런 한편, 혈관사고가 일어나기 쉬운 때도 입욕이다. 들어가는 방식에 따라 교감신경을 크게 자극해 버리기 때문이다.

실제, 입욕 중에 사망하는 고령자는 교통사고로 인한 사망의 두 배 이상이다.

바로 얼마 전에도, 아직 50대라는 젊은 나이의 여배우이자 가수인 나카야마 미호가 입욕 중의 뜻밖의 사고로 사망했다는 뉴스를 듣고 정말로 놀랐다. 자세한 내용은 알 수 없기에 그녀의 죽음에 대한 언급은 삼가지만, 혈관에 좋은 습관이라 여겨지는 입욕이 오히려 혈관사고의 원인이 될 수 있다는 말은 사실이다.

안심할 수 있고 편안한 마음으로 입욕을 즐기기 위해 올바르게 들어가는 방법을 기억해 두면 좋겠다.

내가 환자들에게 자주 말하는 방법은 '아저씨처럼 들어가고 노인처럼 나온다'이다. 이렇게 말하면 모두들 '네?' 하며 의아한 표정을 짓는다.

우선, 뜨거운 물을 받은 욕조에 몸을 담글 때 기세 좋게 푹 들어가는 것은 위험하다.

42도 이상의 뜨거운 물에 갑자기 몸을 담그면 교감신경이 자극되어 혈관이 확 수축되고 혈압이 단숨에 상승한다.

따라서 39도에서 41도의 조금 따뜻하게 느껴지는 물에 "아~" 하고 소리를 내며 천천히 힘을 빼고 들어가자. 온천에 가면 아저씨들이 탕에 들어갈 때 "아~ 시원~ 하다" 하며 천천히 몸을 담그는 딱 그런 이미지다.

이렇게 천천히 힘을 빼고 들어가면 혈압의 급상승을 막을 수 있다.

그리고 욕조에서 나올 때에는 노인처럼 나오자.

한 손으로는 벽에 붙은 손잡이나 욕조 가장자리를 붙잡으면서 천천히 허리를 세운 다음, 다른 손으로는 무릎을 살짝 짚고 허리와 고개를 수그린 자세로 '여엉차' 하고 소리를 내면서 천천히 욕조 밖으로 나오는 것이다.

혹시 여러분은 욕조에서 나올 때 순간 어지러웠던 적은 없었을까?

==욕조에 몸을 담그고 있을 때는 몸이 따뜻하게 데워져서 혈관이 열리고 혈압은 낮아진다. 그런데 그 상태에서 갑자기 일어서면 머리까지 충분한 혈액이 도달하지 못해 기립성 어지럼증을 일으키기 때문이다.== 심할 때는 의식이 몽롱해지면서 그 자리에서 쓰러지고, 그러다 머리를 부딪쳐 뇌타박상을 입거나 욕조 안으로 쓰러져 익사의 위험도 생길 수 있다.

그러므로 욕조에서 나올 때는 일부러라도 "여엉차"라고 소리를 내면서 몸도 천천히 움직여 뇌까지 혈액이 올라갈 시간을 충분히 확보하자.

✅ 혈관은 갑작스러운 온도 변화에 민감

입욕으로 인한 혈관사고가 일어나기 쉬운 때가 겨울철이다.

따뜻한 방에서 나와서 공기가 차가운 곳에서 탈의하고 따뜻한 욕조에 들어가는 과정에서의 온도 변화가 크기 때문인데, 혈관은 온도 차에 무척 민감하다.

차가운 곳에 있으면 혈관은 수축해서 혈압이 오르고 따뜻한 곳에 있으면 혈관은 이완되어 혈압이 내려간다. 민감한 혈관이 지나치게 놀라지 않게 하려면 급격한 온도 변화가 없도록 입욕 전에 탈의하는 장소의 온도도 신경을 쓰고, 욕실 바닥에도 따뜻한 물을 흘려서 전체적으로 훈훈한 공기가 되게 하면 좋겠다.

그리고 욕조에 몸을 담글 때도 나올 때도 '천천히' 움직이는 것을 꼭 잊지 말자.

또 몸을 오랫동안 담그는 것도 금물이다.

오랫동안 욕조 안에 있으면 혈관이 과도하게 확장될뿐더러 땀이 나기 때문에 탈수가 온다. 그러면 혈액량도 줄어서 혈압이 너무 떨어진다.

최근에는 디지털 기기로 동영상을 보면서 입욕을 즐기는 사람이 많은데 건강에 그리 좋지는 않으니 적당히 하면 좋겠다. 자신이 인식하지 못하는 사이에 혈압이 떨어져서 욕조 밖으로 나오다가 기립성 어지럼증으로 의식을 잃는 경우가 있기 때문이다.

20분 이상 긴 입욕은 피하자.

그리고 음주 후의 입욕 역시 각별히 주의해야 한다. ==술을 마시면 일시적으로 혈관이 이완되어 혈압이 떨어진다.== 이 상태에서 입욕으로 몸이 따뜻해져 혈압이 더 낮아지면 그야말로 의식을 잃는 위험이 발생할 수 있다. 그러니 과음을 한 날은 샤워로 끝내는 게 안전하다.

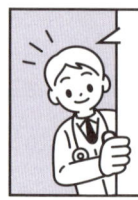

혈관을 건강하게 정돈하는 사우나 이용법

최근에 사우나가 인기다. '사우너'라 불리는 애호가도 늘었다.

나도 사우나를 좋아하지만 사우너들이 좋아하는 방식으로는 하지 않는다.

사우나도 입욕처럼 건강에 좋다는 이미지가 강하지만 이것 역시 들어가는 방식에 따라 혈관사고를 일으키기 쉽기 때문이다.

실제로 사우나를 하다가 발생하는 사고가 증가하고 있다.

후쿠시마(福島)현 고오리야마(郡山)시를 비롯한 고오리 지방 광역소방조합 관내에서 2013년부터 2022년까지의 10년 동안 101명이 사우나 중에 일어난 이상 반응으로 응급 수송되었다고 한다. 주요 증상으로는 '실신·의식 장애'가 30명, '온열 질환·탈수증'이 24명, '뇌 질환'이 5명이었다.

사우나의 어떤 점이 위험했던 걸까?

사우나실에 들어가는 것만으로는 사실 혈압은 그리 급상승하지 않는다.

사우나실 자체는 고온이지만 몸은 서서히 뜨거워지기 때문이다. 다시 말해, 뜨거운 물이 담긴 욕탕에 들어갈 때는 '앗 뜨거워!'라는 열 자극이 곧바로 느껴지고 나도 모르게 반사적으로 긴장해서 복압이 쉽게 올라가지만 사우나실에서는 그렇지 않다.

사우나실에 들어간 순간은 공간의 열기로 혈압이 약간 올라도 몸이 서서히 데워지면서 혈압이 점점 떨어지기 때문이다.

그러므로 사우나에서 가장 주의가 필요한 것은 사우나 후의 행동인 것이다.

그것은 바로 '냉수욕'이다

고온의 사우나실에서 나오자마자 차가운 냉탕에 들어가면 소위 '몸이 정돈된다'면서 온도 차가 큰 10도 이하의 냉탕으로 풍덩 들어가는 사람이 많은데, 이는 혈관에 매우 좋지 않은 잘못된 행동이다. 몸이 정돈되긴커녕 급격한 온도 변화에 혈관이 크게 놀라 혈관사고를 일으킬 뿐이다.

사우나로 온몸이 따뜻해져서 혈관이 한껏 이완됐는데 차가운 냉탕으로 들어가 혈관을 갑자기 수축시키면 혈압은 순식간에 치솟게 된다. 그렇게 되면 심근경색, 뇌졸중 같은 혈관사고뿐 아니라 부정맥 같은 심장 질환이 발생하기 쉽다.

얼마 전에는 사우나 후에 냉수욕을 한다며 연못에 들어간 남성이 익사한 사고도 있었다. 그 사람은 20대였다.

혈관은 갑작스러운 온도 변화에 취약하다. 사우나 후에 차가운 물에 풍덩 들어가는 건 역시나 너무 급작스러운 변화인 것이다.

그럼 어떻게 하는 게 좋을까?

사우나로 달궈진 몸을 좀 식히고 싶을 때, 온랭교대욕을 즐기고 싶을 때는 손발에 물을 끼얹은 정도로 하자. 특히 중년 이상의 연령대라면 냉탕 입수는 위험 부담이 크다. 나도 사우나실에는 들어가지만 냉탕에는 들어가지 않는다.

✓ 수분 보충이 생명을 구한다

사우나를 할 때 신경을 썼으면 싶은 포인트가 또 하나 있는데, 바로 탈수다.

사우나실에 들어가는 것만으로 혈압은 그리 급상승하지 않는다고 앞에서 말했는데, 그렇다 해도 아무래도 땀을 흘리는 만큼 체내의 수분이 손실되어 탈수 증상이 나타나기 쉽다.

그러므로 수분 보충을 잊어서는 안 된다.

혈관 내의 수분이 줄어 혈액이 끈적해져 응고되기 쉬워지면 혈전이 생겨서 심근경색이나 뇌경색이 증가한다. 또 사우나실에 장시간 들어가 있으면 혈압이 너무 떨어져서 심장이나 뇌로의 혈류가 부족해 심근경색이나 뇌경색이 발생하는 경우도 있다.

특히 심장약이나 혈압약을 먹고 있다면 보통 사람보다 혈관이 더 확장되므로 혈압 또한 더 떨어지기 쉽다. 걱정되는 부분이니 반드시 주의하자.

또, 일반적인 건식 사우나보다는 스팀 사우나나 미스트 사우나 같은 저온 사우나, 따뜻하게 데워진 돌판 위에 누워서 몸을 데우는 암반욕(巖盤浴)이나 뜨뜻한 도자기 판을 사용하는 도판욕(陶板浴)이 아무래도 온도가 낮은 만큼 혈관에도 부담이 적다.

하지만 온도가 낮은 만큼 긴 시간 이용하는 경우가 많은데, 수분 보충 없이 오래 있으면 결국 똑같이 좋지 않다. **탈수 증상을 일으키기 쉬운 부분은 별반 다르지 않기 때문이다.** 저온 사우나도 암반욕 같은 것도 틈틈이 수분 보충을 하면서 즐기도록 한다.

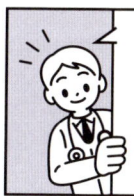

더위, 추위는 혈관에 치명타

혈관은 온도 변화에 취약하다는 점에서 최근의 이상 기온에도 주의가 필요하다.

10년 만의 한파였다는 2022년 겨울, 우리 병원 환자 가족은 물론 우리 동네 이웃 중에서도 약 1주일 동안 8명이 급성 심부전을 일으켰고, 그중에 7명이 세상을 떠났다.

7명의 급성 심부전 원인은 4명이 심근경색, 3명이 대동맥박리였다.

이렇게나 짧은 기간에 이렇게나 많은 사람이 잇따라 급성 심부전을 일으킨 적은 지금까지 한 번도 없었다. 그만큼 추위가 심했던 것이다.

이 여덟 명에게는 몇 가지 공통점이 있었다. 우선 모두가 여성이었고 70대였다. 지금까지 건강하게 생활했다는 점도 같았다. 또한 급성 심부전을 일으킨 시간대도 비슷

했는데, 모두 아침이었다.

아침은 혈관에 있어 민감한 시간대다.

아침은 교감신경이 '휴식 모드의 부교감신경'에서 '활동 모드의 교감신경'으로 전환되어 혈압도 오르고 심박수도 늘어나는 시간이다.

이처럼 가만히 있어도 아침이란 시간대 특성상 혈관과 심장에 부담이 가기 쉽다. 여기에 겨울의 추위가 더해지고, 이것저것 집안일을 바쁘게 하거나 이른 아침부터 워킹이나 조깅, 골프 같은 운동에 열중하면 혈압은 급상승해서 혈관사고를 일으키기 쉬워진다.

한편, 해마다 더위가 맹렬해지는 여름철도 조심해야 하는 건 마찬가지다. 폭염도 심부전, 심근경색을 일으키기 때문이다.

사우나에서 설명했던 것처럼, 더위로 체온이 오르면 땀이 많이 나고 탈수 증상이 일어나기 쉽다. 그러면 혈액의 점성이 높아지고 혈액량은 줄어 전신 구석구석까지 혈액을 보내기 위해 심박수가 증가한다. 그렇게 되면 당연히 심장의 부담도 커진다.

그뿐만이 아니다.

탈수로 인해 혈액의 점성이 높아지면 혈전이 생겨 심근경색이나 뇌경색이 발생하기 쉬워지므로 혈관사고의 위험성도 높아진다.

최근에는 거의 해마다 '이상 기후'라는 말을 듣는데, 혹한도 폭염도 혈관에는 가혹한 환경이 아닐 수 없다. 그러니 보다 혈관 건강을 소중히 여기는 생활을 해나가면 좋겠다.

5장

매일 5분!
혈관이 단번에 젊어지는
운동

100년 혈관을
만드는 법

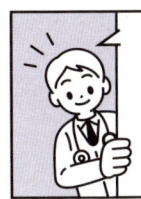

심부전을 막는 첫걸음은 '걷는 것'

이 책 앞부분에서 고령자 증가로 '심부전 팬데믹'이 일어날 수 있다고 말했는데 기억할까?

계속 설명했듯이, 심부전 예방의 기본은 혈관을 늙게 만드는 5대 악(흡연, 고혈압, 이상지질혈증, 고혈당, 비만) 피하기와 운동이다.

"몸을 움직여주세요."

"운동도 해 주시고요."

이렇게 진찰실에서 환자에게 말하면 "아, 네…" 하며 뭔가 석연치 않게 반응하는 경우가 많은데, 그럼에도 다시 한번 강조하고 싶다.

확실히 운동은 중요하다.

내 생각에는 아무래도 애매하게 대답하는 이유가 뭔가 강도 높고 힘이 드는 운동을 생각해서가 아닐까 하는데, 전혀 그런 게 아니어도 된다. 오히려 시니어에게는 고

강도 운동보다 자신에게 적당한 운동을 하는 편이 지방 연소를 유도할 수 있고 혈관과 심장에도 부담이 적어 효과적이다.

심부전을 예방하려면, 젊은 혈관을 유지하려면 기본 중의 기본이 '걷기'인 것이다.

우선은 '하루 총 30분' 워킹부터 시작하자.

'1일 전체 시간'으로 따져서 '30분'이므로 이것을 10분씩 3회로 나눠서 하거나 5분씩 6회처럼 짧게 나눠서 해도 된다.

예를 들면, 집에서 역까지 걷기, 슈퍼마켓이나 편의점까지 걷기, 아파트나 사무실의 1층에서 3층까지 걸어 올라가기, 그도 안 된다면 방에서 화장실까지 걷기도 훌륭한 걷기 운동이 된다!

적어도 20분 이상 운동을 해야 비로소 지방이 연소된다는 얘기를 들은 사람도 있을 텐데, 그 이야기는 잘못된 것이니 안심하자.

운동을 시작한 순간부터 몸은 운동에 필요한 에너지를 만들기 위해 당과 지방을 사용한다. **전체 운동 시간이 같다면 짧게 나눠서 운동하든 한 번에 이어서 운동하든 에너**

지 소비량 측면에는 거의 차이가 없다.

한편, 짧은 시간에 좀 더 운동 효과를 높이고 싶을 때는 '최대 심박수의 60~70%' 정도의 심박수에 도달한 후 유지되게 운동하면 효과적이다.

최대 심박수는 '220에서 자기 나이를 뺀 값'으로 대략적인 기준을 정할 수 있는데, 연령대별 운동 시 효과적인 적정 심박수는 다음과 같다.

- 40세 / 108~126
- 50세 / 102~119
- 60세 / 96~112
- 70세 / 90~105
- 80세 / 84~98

심박수를 이 정도로 유지하며 운동하면 지방 연소 효과는 더 높아지면서 심장과 혈관의 부담은 적다.

스마트워치처럼 심박수를 측정할 수 있는 웨어러블 기기가 있는 사람은 심박수를 체크하면서 걸으면 되겠다. 이것이 없는 사람은 걸으면서 옆 사람과 어느 정도로 대화할 수 있는가로 자신의 심박수를 가늠하면 된다. 숨이 차서 헉헉거리고 말이 끊길 정도라면 심박수가 너무 올라가 있는 상태이고, 반대로 콧노래가 나올 정도로 여유롭다면 운동 강도가 약하다는 뜻이다.

그저 단순히 걷기만 하면 아무래도 심박수 측면에서는 부족할 것이다.

그러니 평소보다 5㎝ 정도 더 보폭을 넓히고, 배에 힘을 주어 하복부를 납작하게 해서 빠른 걸음으로 걷자. 이렇게 하면 딱 적절한 운동 강도가 될 것이다.

또, 요즘 유행하는 '도심 인근 산행'도 무척 좋은 걷기 운동이다. 당일치기도 가능하고 초보자도 쉽게 오를 수 있는 인왕산이나 아차산, 대모산 정도 오르는 가벼운 등산은 지방 연소 효과도 높일 수 있고 자연 속에서 릴렉스도 할 수 있으니 적극 추천한다.

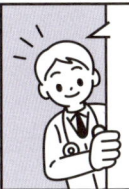

혈관이 젊어지는 천연 치료제인 'NO'를 만드는 운동

어떻게 해서 운동이 혈관을 젊어지게 하는 걸까?

그 이유를 알게 되면 반드시 몸을 움직이고 싶어지리라 장담한다.

나는 이번 5장의 제목에 '단번에 젊어지는'이라는 말을 적었다. '단번에라니, 진짜?'라고 생각할지 모르지만, 진짜다. 운동은 시작하자마자 효과가 나타난다.

그 비결이 바로 'NO'다.

NO란 혈관의 가장 안쪽에 있는 혈관내피세포에서 분비되는 일산화질소(화학식은 NO)를 말한다.

'혈관을 넓힌다.'

'혈류가 좋아진다.'

'그 결과, 혈압이 안정된다.'

'동맥경화 예방도 된다.'

'혈관 내의 염증이나 혈관을 좁히는 플라크를 제거해 동맥경화의 진행을 억제한다.'

'혈전 생성을 최대한 억제하고, 혈관이 막히는 원인을 제거한다.'

이처럼 NO에는 혈관을 젊게 만드는 일종의 천연 치료제 같은 작용이 풍부하다.

이렇게 좋은 NO가 많이 분비되는 좀 더 확실하고 가장 간단한 방법이 바로 운동인 것이다.

운동으로 근육을 움직여서 혈류가 좋아지면 근육세포에서 '브래디키닌(Bradykinin)'이라는 NO 분비를 돕는 물질이 방출된다.

그러면 증가했던 혈류와 이 브래디키닌의 작용으로 혈관의 가장 안쪽에 있는 혈관내피세포가 다시 자극되어 활성화되고 NO는 더 많이 분비된다.

그런데 안타깝게도 혈관내피세포의 기능은 나이가 들면서 떨어지므로 NO의 분비량도 나이가 들수록 줄어든다. 그렇게 되면 혈관내피세포의 기능이 더욱 떨어지고 NO 분비량도 더 감소한다.

NO가 줄면 혈관도 노화될 테니, 이 노화된 혈관을 제대로 관리하지 못한다면 어찌 될지 이제는 쉽게 예측할 수 있지 않을까?

그러므로 '아, 나도 이제 나이가 들었구나' 하며 자기 나이를 실감하게 된 사람일수록 운동과 평생 친구로 지내면 좋겠다.

'혈관이 젊어지는 약이 있습니다!'라는 말을 들으면 누구나 솔깃할 테고 궁금해질 것이다. 그것이 무료인 데다 안전도도 확실하다면 안 할 이유가 없지 않을까?

그게 바로 운동이다!

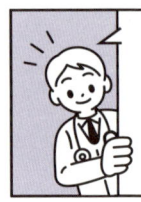

내장지방을 줄이고 면역력을 끌어올려 근육을 늘린다

혈관을 늙게 만드는 5대 악 중의 하나가 내장지방형 비만이었다.

내장지방이 쌓이는 원인은 당질이나 지방의 과도한 섭취와 운동 부족이다.

몸을 움직이면 지방과 당질이 운동을 위한 에너지원으로 소비된다.

또, 지방을 축적하는 백색 지방세포가 지방을 태우는 베이지 지방세포로 바꾸는 방법 중의 하나도 운동이었다. 운동을 통해 베이지 지방세포가 증가하면 몸을 움직이지 않아도 지방이 연소되는 체질이 된다. 이렇게 누구나 부러워할 만한 체질이 되기 위해서 필요한 것이 운동인 것이다.

게다가 몸을 움직이면 당도 소비되므로 고혈당 예방도 된다.

그리고 지방과 당을 연소하면 중성지방과 나쁜 콜레스테롤도 감소하고 좋은 콜레스테롤이 늘기 때문에 이상지질혈증도 예방된다.

운동으로 비만, 고혈당, 이상지질혈증과 혈관을 늙게 만드는 원인을 한 번에 개선할 수 있는 것이다.

<u>앞에서 말한 NO의 효과까지 생각하면 고혈압 예방에도 도움이 되므로 결국 운동은 5대 악 중 네 가지에나 효과가 있는 대단히 우수한 치료제다.</u>

그런데 오로지 내장지방을 줄이는 데에만 초점을 맞춘다면 식사에 신경 쓰는 편이 훨씬 효과가 빠르다. 다이어트를 해 본 사람이라면 이 말이 무슨 뜻인지 금세 고개를 끄덕일 텐데, 사실 운동만으로 지방을 빼는 게 상당히 힘들다.

그럼에도 운동이 필요한 이유는 식사만으로는 근육이 늘지 않기 때문이다. 아무리 근육의 재료가 되는 단백질을 많이 먹어도 운동이 없으면 근육량은 증가하지 않는다. (근육 약화가 관절 관련 질병이나 낙상·골절, 와상 상태를 유발하고 그러다가 결국 사망으로 이어진다는 내용을 2장에서 설명했다.)

==근육량이 늘어나면 면역 세포가 활성화되어 면역력도 오른다.== 면역력은 각종 질병 예방에도 도움이 된다.

근육은 나이가 들수록 쉽게 줄어든다. 그러나 지금의 ==나이가 몇 살이든 늘릴 수 있다.==

운동을 통해 근육과 베이지 지방세포가 늘어나면 우리 몸의 신진대사가 오르고 내장지방이 잘 붙지 않는 몸이 된다.

또 혈관 노화를 일으키는 원인도 단번에 해결된다.

따라서 운동을 통해 건강의 선순환을 만들어 나가면 좋겠다.

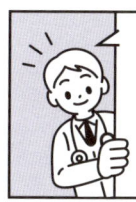

질병 예방만이 아니라 증상 개선에도 효과가 있다

운동의 효과는 예방만이 아니다.

실제로 '운동 요법'이 다양한 질병의 치료에도 적용되고 있다.

고혈압, 당뇨병, 이상지질혈증의 가이드라인에는 운동 요법이라는 항목이 마련되어 있을 만큼 운동이 치료의 한 축을 담당하고 있다.

운동 자극으로 분비된 NO는 동맥경화의 플라크를 안정화하므로 이미 진행된 동맥경화를 개선하는 효과도 있다.

게다가 예전에는 '안정이 최고'라고 여겨졌던 질병조차 지금은 운동이 필수라는 사실도 밝혀졌다.

심장병, 신장병, 다리의 혈관에 동맥경화가 일어난 말초동맥질환, COPD와 같은 폐의 질환 등도 운동을 하면 예후가 좋아지는 것이다. 그래서 의료기관에서도 치료의 한 방법으로 운동을 도입하고 있다.

예를 들면, 심근경색, 고혈압, 심장비대증 등 심장과 혈관의 질병 때문에 심장의 펌프 기능이 약해진 사람, 즉 심부전인 사람에게 예전 같으면 '안정을 취하세요'라는 말을 했었다. 그러나 지금은 심부전이 있어도 상태가 안정적이라면 운동을 하는 편이 오래 사는 데 도움을 준다는 사실이 밝혀졌다.

심부전이라는 이유로 심장을 되도록 사용하지 않고 아끼는 것보다는 과도한 부담은 피하면서 꾸준히 잘 사용하는 것이 더 중요하다. 즉 적당한 운동이 답이다.

단, 심부전인 사람은 안정기의 심박수가 건강한 사람보다 쉽게 높아지기 때문에 앞서 설명한 '최대 심박수(220-자기 나이)의 60~70%'라는 공식은 적용할 수 없다.

심부전인 사람에게도 걷기 운동이 '치료'에 도움이 될 수 있지만, 어느 정도의 강도가 최적인지는 역시 사람마다 다르다. 따라서 반드시 의사의 지도를 받아 운동하길 바란다.

나도 심장병이나 신장병, 다리 관련 혈관병, 폐의 질병 등을 갖고 있던 환자가 운동을 습관화했더니 증상이 가벼워지거나 생활하기에 한결 수월해지는 모습을 많이 목격했다.

또 나이가 들면 무릎 통증, 허리 통증을 호소하는 사람도 늘어난다. 통증이 있어서 못 걷겠다, 아파서 운동을 할 수가 없다고 말하곤 하는데 사실 근력의 저하가 큰 원인이므로 운동으로 근육량을 늘리면 통증이 완화되고 개선된다.

즉 누구든 어떤 상황에서든 몸을 반드시 움직여야 하는 것이다.

바로 다음에 소개할 운동은 심박수를 과도하게 올리지 않으면서 부하도 적절한 운동이다.

동맥경화라고 진단받았거나 심장이나 신장(콩팥)에 지병이 있는 사람, 무릎 통증으로 어려움을 겪는 사람까지 무리 없이 할 수 있게 고안한 것이므로 모두 꼭 해 보길 바란다.

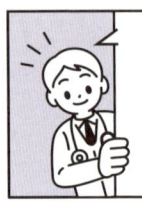

혈관이 젊어지는 최후의 운동 '좀비체조'

'100년 혈관'을 만드는 운동에서 중요한 포인트는 다음과 같은 세 가지다.

- 혈류가 좋아지고 NO가 많이 나올 것
- 혈압과 심박수를 지나치게 높이지 않고 쉽게 할 수 있을 것
- 그럼에도 적당한 부하가 가해져 근육과 뼈가 단련될 것

지금부터 소개하는 '좀비체조'는 이런 요소들을 모두 만족시키는 최강의 혈관 케어 운동이다. 이 운동은 다수의 텔레비전과 잡지에 소개된 덕분에 많은 사람에게 알려지기도 했다. 그래서 이번에는 새로운 운동을 소개할까 생각도 했지만 역시 '좀비체조'만큼 뛰어난 것은 없다!

'좀비체조'는 100년 혈관을 만드는 데 가장 효과적인 운동이다. 이 체조를 지금 처음 접했다면 일상생활에서 꼭 실천해 보길 바란다. 이미 습관이 된 분은 앞으로도

꾸준히 지속하여 혈관 건강을 유지하길 바란다.

자, 지금부터 방법을 설명하겠다. 운동법은 간단하다. 발뒤꿈치를 들어 올리고 발끝으로만 제자리걸음을 걸으면서, 양손을 축 늘어뜨리고 흔들기만 하면 된다. 그 모습이 마치 좀비처럼 보여서 이름을 '좀비체조'라 붙였다.

①복부에 힘을 주고 등을 곧게 세워 기본 자세를 취한다.
②선 장소에서 제자리걸음 운동~조깅을 한다.
③②동작을 하면서 상체는 어깨의 힘을 빼고 앞뒤로 흔들면서 팔도 같이 왔다 갔다 한다.
　(어린아이가 떼를 쓸 때 어깨를 앞뒤로 흔드는 이미지다.)
④휴식을 취한다(제자리에서 천천히 걷는 동작).

②와 ③의 동작(=제자리걸음+앞뒤로 어깨 흔들기)을 1분 동안 하고서 30초 동안 휴식(=제자리에서 천천히 걷는 동작)하는 게 한 세트이고, 이걸 세 번 반복하는 게 기본이다.

②의 제자리걸음은 맨 처음에는 느린 속도로 시작했다가 익숙해지면 조금씩 속도를 올려 나가자. 최종적으로 조깅 같은 속도가 되면 보다 효과적인데, 어깨를 앞뒤

로 흔들면서 제자리에서 조깅하는 것이 이상적인 운동 모습이다. 만약 1분 동안 '제자리걸음+어깨 앞뒤로 흔들기'가 힘들다면 천천히 30초부터 하자. 이것마저 어렵다면 15초도 좋다.

지극히 간단한 동작이라 장소와 시간에 구애되지 않고 누구나 쉽게 할 수 있다. 텔레비전을 보거나 가족과 대화를 하면서도 할 수 있어서 '생활 밀착형 운동'으로도 안성맞춤이다. 또 제자리걸음이 기본이지만 익숙해지면 화장실이나 주방으로 이동할 때 '좀비체조'를 하면서 천천히 조깅하는 '이동하는 좀비체조'도 추천한다.

✅ 단 3분으로 10분 워킹한 운동 효과

내가 '좀비체조'를 최강의 100년 혈관 운동으로 추천하는 이유는 하나의 운동으로 많은 효과를 기대할 수 있기 때문이다.

혈관이 확장되어 혈행이 좋아지고 NO가 풍부하게 나와서 혈관력이 높아지는 것은 물론 근육과 뼈에 적당한 자극을 줘서 복부, 허벅지, 종아리 등의 하체 근육과 뼈가 튼튼해진다.

==복근이 단련되면 허리 통증이 예방되고 개선되며, 허벅지 근육이 단련되면 무릎 통증 예방 및 개선에 도움이 된다. 전신의 근육량이 늘어나면 몸이 차가운 냉증이 근본적으로 개선된다.==

또 '좀비체조'는 상반신의 힘을 빼서 흔들흔들 움직이는 동작이라 혈행이 좋아지고 어깨와 목 결림도 풀리는 릴렉스 효과까지 있다. 한 번만 해도 개운해지는 느낌이 들어서 스트레스 해소에도 도움이 된다.

그리고 쉬운 동작이지만, 하반신 동작(제자리걸음~조깅)과 상반신의 동작(어깨를 앞뒤로 흔드는 것)을 결합해서 하면 운동량은 워킹의 3배 정도나 된다.

'제자리걸음+어깨 앞뒤로 흔들기'를 1분 동안 하고 30초 쉬는 세트를 세 번 반복하는 것이 기본이므로, '제자리걸음+어깨 앞뒤로 흔들기'를 총 3분 동안 해야 하는데, 이것만으로도 10분 동안 워킹을 한 것과 동일한 운동 효과가 난다.

=='좀비체조'를 꾸준히 하면 혈압과 혈당치가 떨어지고 어깨 결림, 허리 통증, 무릎 통증, 몸이 차가운 증상(냉증) 등이 개선되는 다양한 효과를 실감할 수 있을 것이다.==

좀비체조① 기본 자세

배에 힘을 주고
등을 곧게 펴서 기본 자세를 취한다

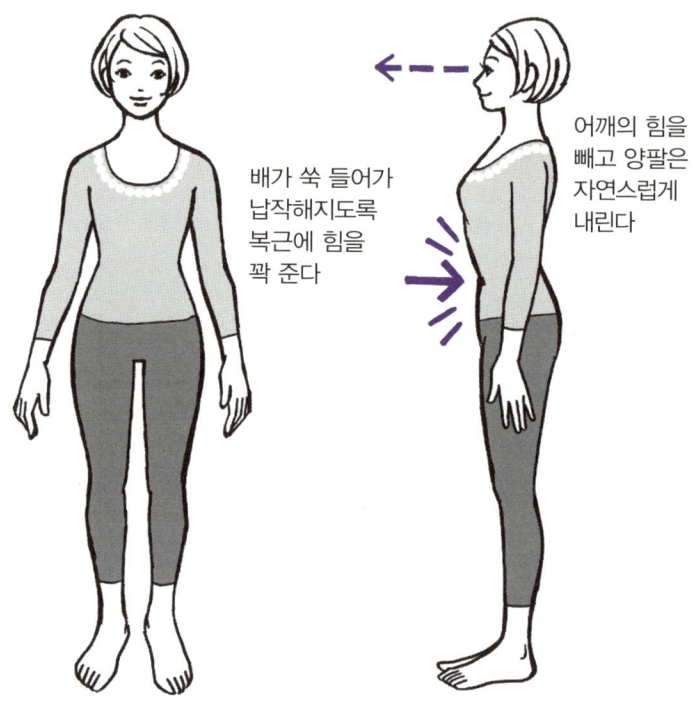

시선은 똑바른 정면을 향한다

배가 쑥 들어가 납작해지도록 복근에 힘을 꽉 준다

어깨의 힘을 빼고 양팔은 자연스럽게 내린다

양발은 억지로 나란히 모으지 않아도 OK

턱을 앞으로 내밀지 않는다. 등을 굽히지 않는다

좀비체조② 하반신의 기본 동작

제자리걸음 운동을 한다

무릎을 살짝 들어 올리며 리드미컬하게 제자리걸음을 걷는다. 제자리에서 조깅을 하는 것이 이상적

맨 처음에는 느린 속도로 시작하고 익숙해지면 점점 제자리걸음 속도를 높인다

발뒤꿈치를 들어 올려서 발끝만으로 제자리걸음을 하면 보다 효과적이다.

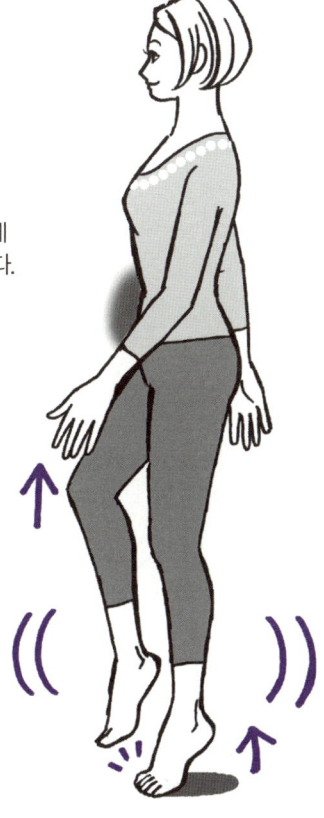

최종적으로는 조깅과 같은 동작이 되는 게 이상적이다

좀비체조③ 상반신의 기본 동작

어깨의 힘을 빼고 양팔을 앞뒤로 흔든다
(하반신은 조깅을 계속한다)
②와 ③의 동작을 동시에 1분 동안

어깨에서 손끝까지 힘을 빼고 어린아이가 떼를 부리듯이 상반신을 비튼다

어깨가 앞뒤로 움직인다. 양팔은 흔들리는 대로 자연스럽게 둔다

배는 확실하게 힘을 줘서 납작하게 만든다. 그 상태를 유지한다

맨 처음에는 느린 속도로 시작하고 익숙해지면 점점 제자리걸음 속도를 높인다

Tip
제자리걸음과 상반신 동작을 함께 하는 게 아직은 어렵다면, 상반신과 하반신 동작을 각각 1분씩 따로 해도 된다

좀비체조④ 휴식

휴식한다 30초 동안

②와 ③의 동작을 함께 1분간 했으면 제자리에서 크게 발을 디디면서 호흡을 정돈한다

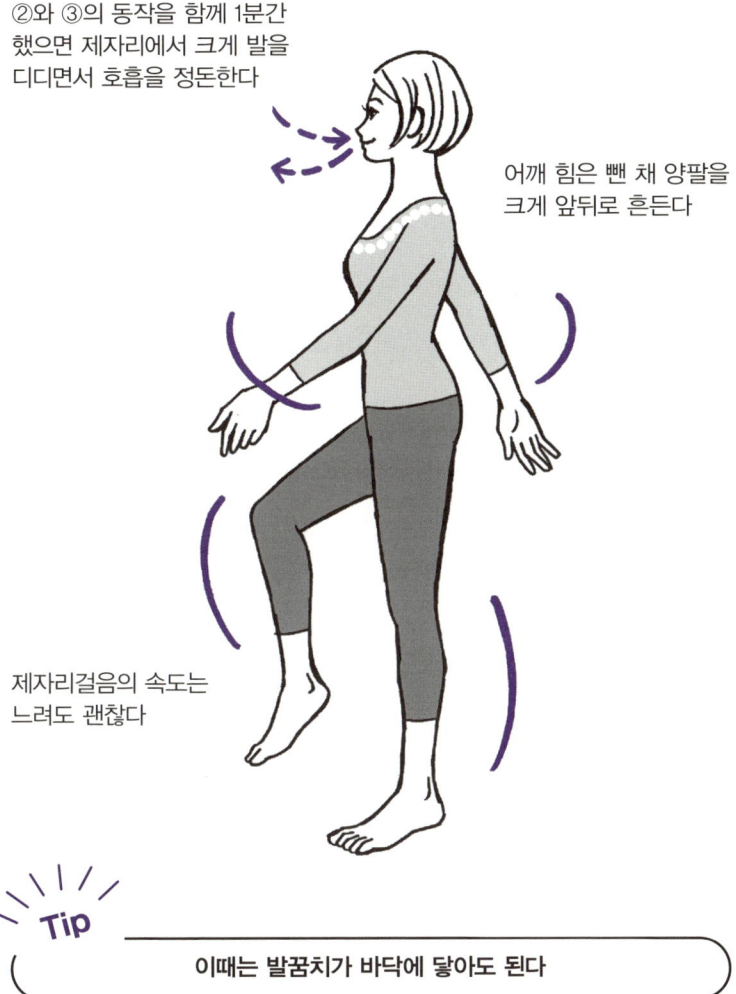

어깨 힘은 뺀 채 양팔을 크게 앞뒤로 흔든다

제자리걸음의 속도는 느려도 괜찮다

Tip 이때는 발꿈치가 바닥에 닿아도 된다

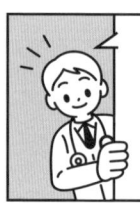

운동, 언제 하는 게 가장 좋을까?

좀비체조는 운동이 싫은 사람도 할 수 있고 시간이 없는 사람도 할 수 있도록 신경 써서 고안한 것이다. 텔레비전을 보면서, 즉 다른 일을 하면서도 할 수 있고 집안에서 장소를 이동하면서도 할 수 있으니 평소에 꼭 실천하면 좋겠다.

운동이 습관화되려면 운동 시간을 정해두는 것도 하나의 방법이다.

"운동은 언제 하는 게 가장 좋을까요?"라는 질문을 자주 받는다.

"식후 30분 정도 지나서 하는 게 좋습니다. 특히 저녁 식사를 하고 난 30분 뒤부터 목욕하기 전까지가 가장 좋은 시간입니다. 반대로 이른 아침 시간은 피해 주세요"라고 대답한다.

'식후 30분'이라고 한 이유는, 식사로 섭취한 당질이 체내에서 분해되어 혈당이 급격히 올라가는 타이밍이기 때문이다. 이때 몸을 움직이면 당질을 소비할 수 있어서 혈당의 급상승을 막는 데 도움이 된다.

혈당이 급상승하지 않으면 인슐린 분비량도 많을 필요가 없어 췌장(이자)의 부담도 줄고 세포에 당이 과도하게 축적되는 것도 막을 수 있어서 비만 예방에도 정말로 도움이 된다.

특히 저녁 식사 후 운동을 추천하는 이유는 저녁 식사는 과식하기 십상이기 때문이다. 하루 업무를 끝내고 여유롭게 즐기는 저녁 식사를 아침이나 점심보다 많이 먹는 사람이 많을 것이다.

그런데 밤은 신체 활동이 활발한 낮보다 지방이 쌓이기 쉬운 시간대이다. 그렇지 않아도 쌓이기 쉬운데 저녁 식사로 먹은 음식이 완전히 소비되지 않은 채 잠에 들면, 그 영양분이 체내 지방으로 더 쉽게 쌓인다.

또한, '목욕을 하기 전까지'라고 한 이유는, 첫째로는 운동을 하면 땀이 나기 때문이고, 둘째는 수면의 질이 좋아지기 때문이다.

좀비체조로 전신의 혈행이 좋아진 뒤에 따뜻한 물로

목욕을 하면 온열 효과가 더욱 커진다. 운동과 목욕의 더블 효과로 혈액 순환이 좋아지고 체온도 상승해 몸이 훈훈해지는 것이다.

만약 욕조에 몸을 담그는 목욕을 한다면, 활발히 활동했던 교감신경이 부교감신경으로 전환되어 차차 몸이 휴식 상태가 되면서 편안하게 이완된다. 그 상태 그대로 침대에 누우면 몸 표면에서부터 적당한 온도가 전신으로 퍼져나가고, 점차 체내 심부체온(深部體溫)이 서서히 낮아져 잠들기 쉬워지며 숙면에 도움이 된다.

반대로 아침은 부교감신경 우위에서 교감신경 우위로 전환되는 결정적인 시간대다.

이때 몸안에서는 혈관이 수축하고 혈압이 상승하기 쉬운데, 그럴 때 운동으로 교감신경을 더욱 자극하면 혈압과 심박수를 단번에 올려버린다.

이것이 바로 아침에 혈관사고가 일어나기 쉬운 이유다. 실제로도 기상 후 1시간 이내에 발생하는 뇌졸중, 심근경색이 많다.

아침은 따뜻한 물을 마시면서 여유롭게 보내고 저녁 식사 후 몸을 움직여서 밤 수면을 준비하자. 특히 '이런,

과식하고 말았네' 싶을 때는 꼭 좀비체조를 평소보다 길게 해 보자.

1일 5분의 운동으로 인생의 평생 반려인 '100년 혈관'을 젊게 만들어보자.

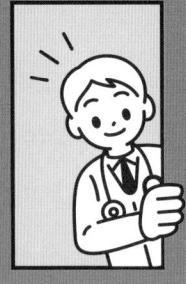

부록

내 혈관은 지금 어떤 상태일까.
아래의 '혈관력 셀프 체크'를 꼭 해 보길 바란다.
좀 더 자세히 알고 싶다면 '관상동맥 질환 발생 위험도 차트'와 '향후 10년간 뇌졸중 발병 확률 산정표'도 함께 해 보면 좋겠다. 각각 1만 명 단위의 대규모 조사를 통해 제작되었기 때문에 앞으로 10년 안에 자신이 관상동맥 질환이나 뇌졸중이 생길 가능성이 어느 정도일지 숫자로 확인할 수 있다. 둘 다 완벽한 예측이라 할 수는 없지만, 자신의 위험도를 알면 혈관을 관리하는 동기 부여가 되리라 생각한다.

혈관력 셀프 체크

체크 항목	위험도
허리둘레가 남성 85cm, 여성 90cm 이상이다	1
평소에 잘 걷지 않는다	1
배가 부를 때까지 먹어야 만족한다	1
생활 리듬이 불규칙하다	1
완벽주의 성향이라 스트레스가 많으며 남들에게 지는 걸 싫어한다	1
계단이나 언덕을 오르는 게 힘들다	1
다리가 시리거나 저리는 느낌이 있다	1
부모 형제 중에 심장병이나 뇌졸중에 걸린 사람이 있다	1
현재 담배를 피우고 있다	3
이상지질혈증이라 진단 또는 그런 경향이 있다는 소견을 들었다	3
고혈압이라고 진단 또는 그런 경향이 있다는 소견을 들었다	3
당뇨병이라고 진단 또는 그런 경향이 있다는 소견을 들었다	3

판정

위험도 합계	평가
0 ~ 2	혈관력이 정상이라 할 수 있다
3 ~ 5	혈관력이 저하되어 있을 가능성이 있다
6 이상	혈관력이 저하되어 있을 가능성이 높다

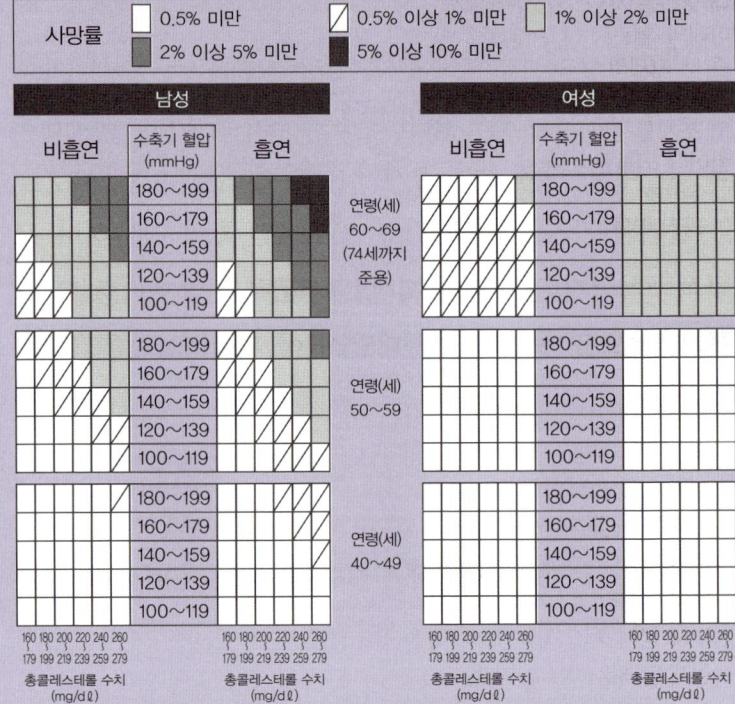

관상동맥 질환 발생 위험도 차트 (1차 예방)

주의 : '관상동맥 질환'이란 주로 심근경색과 협심증을 가리킨다

발생 위험도는 위험 요인의 변화나 나이 증가에 따라 달라질 수 있으므로 적어도 1년에 한 번은 재평가할 것

[보충 사항]
1) 총콜레스테롤 수치 160 미만의 경우는 160~179의 구간을 이용한다.
2) 총콜레스테롤 수치 280 이상의 경우는 260~279의 구간을 이용한다.
3) 수축기 혈압 100 미만의 경우는 100~119 구간을 이용한다.
4) 수축기 혈압 200 이상의 경우는 180~199의 구간을 이용한다.
5) 75세 이상은 이 위험 차트를 적용할 수 없다.
6) 혈압 관리는 일본고혈압학회의 가이드라인, 당뇨병의 관리는 일본당뇨병학회의 가이드라인에 따라 시행한다.
7) 흡연자는 발생 위험도 레벨에 관계없이 금연이 바람직하다.
8) 고혈당 또는 당뇨병이나 만성 신장병 등의 고위험 상태에서는 이 차트를 사용할 수 없다.

(출전 : 일본동맥경화학회(편) : 동맥경화성 질환 예방 가이드라인 2012년 판, 일본동맥경화학회, 2012 '관상동맥 질환 발생 위험 차트(1차 예방)'에서 일부를 발췌·조정/주석은 저자가 작성)

향후 10년간 뇌졸중 발병 확률 산정표

주의: '뇌졸중'이란 주로 뇌경색과 뇌출혈을 지칭한다.

연령(세)	점수
40~44	0
45~49	5
50~54	6
55~59	12
60~64	16
65~69	19

성별	점수
남성의 경우	6
여성의 경우	0

흡연한다	점수
남성의 경우	4
여성의 경우	8

비만도(BMI)	점수
25 미만	0
25 이상, 30 미만	2
30 이상	3

※비만도(BMI):
체중(kg)÷신장(m)÷신장(m)

당뇨병	점수
있음	7

※당뇨병 있음이란 : 치료 중 또는 공복 시 혈당치 126mg/dℓ 이상

혈압(mmHg)	점수
혈압약을 먹지 않는 경우	
120 미만 / 80 미만	0
120~129 / 80~84	3
130~139 / 85~89	6
140~159 / 90~99	8
160~179 / 100~109	11
180 이상 / 110 이상	13
혈압약을 먹는 경우	
120 미만 / 80 미만	10
120~129 / 80~84	10
130~139 / 85~89	10
140~159 / 90~99	11
160~179 / 100~109	11
180 이상 / 110 이상	15

※혈압: 수축기 / 확장기(mmHg)
최고 혈압과 최저 혈압에서 점수가 높은 쪽

점수를 모두 더한다

합계 점수	발생 확률	혈관 연령(세)	
		남성	여성
10점 이하	1% 미만	42	47
11~17	1% 이상, 2% 미만	53	60
18~22	2% 이상, 3% 미만	59	67
23~25	3% 이상, 4% 미만	64	72
26~27	4% 이상, 5% 미만	67	76
28~29	5% 이상, 6% 미만	70	80
30	6% 이상, 7% 미만	73	83
31~32	7% 이상, 8% 미만	75	85
33	8% 이상, 9% 미만	77	90 이상
34	9% 이상, 10% 미만	79	–
35~36	10% 이상, 12% 미만	82	–
37~39	12% 이상, 15% 미만	85	–
40~42	15% 이상, 20% 미만	90 이상	–
43 이상	20% 미만	–	–

(출처: 일본국립암연구센터에 의한 다목적 코호트연구 HP에서
[Http://epi.ncc.go.jp/jpphc/] 구성 일부를 조정/ 주석은 저자가 작성)

심근경색의 위험을 측정하고 싶으면 p230을, 뇌졸중의 위험을 측정하고 싶으면, 이 페이지의 표를 참고해 보자!

고혈압, 뇌졸중, 심근경색을 물리친다!
100년 혈관을 만드는 법

1판 1쇄 발행   2025년 9월 29일

지은이   이케타니 도시로
옮긴이   윤경희

발행인   최봉규
발행처   청홍(지상사)
출판등록   1999년 1월 27일 제2017-000074호

주소   서울 용산구 효창원로64길 6(효창동) 일진빌딩 2층
우편번호   04317
전화번호   02)3453-6111   **팩시밀리**   02)3452-1440
홈페이지   www.cheonghong.com
이메일   c0583@naver.com

한국어판 출판권   ⓒ 청홍(지상사), 2025
ISBN   979-11-91136-38-8   03510

∗ 잘못 만들어진 책은 구입처에서 교환해 드리며,
  책값은 뒤표지에 있습니다.